Kurorte- und Heilquellenkunde

Herausgegeben von Univ.-Prof. Dr. F. Scheminzky, Innsbruck
Vorstand des Physiologischen Institutes der Universität
Leiter des Forschungsinstitutes Gastein

2

Bad Gleichenberg
seine Heilquellen und Kuren

Von

Alfred Graf Brusselle
Vorstand des Gleichenberger und Johannis-Brunnen-Aktienvereines
Dr. rer. nat. Gustav Leopold   Dr. med. Franz Blumauer
Dr. med. Alfred Bartussek
Facharzt für innere Krankheiten

Bad Gleichenberg

Mit 4 Textabbildungen und 8 Bildtafeln

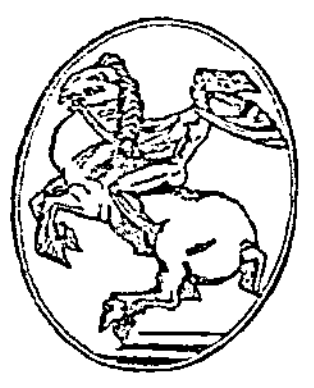

Springer-Verlag Wien GmbH

1950

ISBN 978-3-662-24517-0   ISBN 978-3-662-26661-8 (eBook)
DOI 10.1007/978-3-662-26661-8

Vorwort.

Der zweite Band in der Reihe „Kurorte und Heilquellen-
kunde" unterscheidet sich in Themenstellung und Aufbau
nicht unwesentlich vom ersten. Während in diesem nur das
sorgfältig gesichtete Wissen um die natürlichen Heilkräfte
von Badgastein zur Darstellung kam und die Behandlung
der sich daraus ergebenden ärztlichen Probleme der Gastei-
ner Kur einem späteren Bande vorbehalten bleiben sollte,
werden hier die Heilkräfte, Heilverfahren u n d Heilkuren
von Bad Gleichenberg in engstem Zusammenhang miteinander behandelt. Der Unterschied liegt im Wesen der beiden
Kurorte.

In Badgastein sind die Wirkungsfaktoren und der Wirkungsmechanismus der beiden wichtigsten Kurmittel, der
hochradioaktiven Therme und des ganz besonderen Klima-
milieus, noch immer rätselhaft; daher hat sich dort die balneologische Forschung vor allem der Zergliederung der natürlichen Heilfaktoren zugewandt und die Arbeiten darüber
nehmen seit Jahrhunderten den größten Raum ein.

In Bad Gleichenberg dagegen bieten Heilquellen und
Klima kaum mehr Rätsel; dafür aber hat hier die praktisch-
balneologische Arbeit — dem ganz anderen Charakter der
Heilquellen entsprechend — vor allem zur Entwicklung
mannigfaltiger Anwendungsformen für die Natronsäuerlinge geführt. Das alkalische Heilwasser entfaltet, in der
Trinkkur, als Inhalation, als Spülung usw. gebraucht, vor allem bei Erkrankungen des Atmungsapparates seine fast nie
versagende Wirkung. Die Erfahrung von mehr als einem
Jahrhundert hat aber gezeigt, daß sich die Kurerfolge noch
wesentlich verbessern lassen, wenn zusätzlich noch andere
Hilfsmittel der physikalischen Therapie, wie Biomotor, pneu-

matische Kammer, Respirationsapparat oder Atmungsgymnastik, mitherangezogen werden, die einerseits die Wirkung der Heilquellen unterstützen, anderseits wieder durch Rückwirkung des Gebrauches dieser Heilquellen einen viel nachhaltigeren Einfluß ausüben können. Diesem ärztlich gesteuerten Zusammenspiel von Quellenwirkung und physikalischer Therapie, begünstigt durch seine klimatische Lage, verdankt es Bad Gleichenberg, heute zu d e m Kurort für Erkrankungen des Atmungsapparates geworden zu sein. Aber auch der hohe natürliche Kohlensäuregehalt der Quellen erwies sich nicht als bedeutungslos, ermöglicht er doch die zweite Hauptindikation von Bad Gleichenberg, die Behandlung von Herzkrankheiten. Schon seit langem lehrte ja die balneologische Erfahrung, daß Kohlensäurebäder imstande sind, Reservekräfte des Herzmuskels zu mobilisieren und nach Art einer Übungstherapie das geschädigte Zentralorgan des Kreislaufes wieder leistungsfähig zu machen. Durch Einblasen von Kohlensäuregas in die Wanne künstlich erzeugte Kohlensäurebäder sind allerdings lange nicht so wirksam wie die n a t ü r l i c h e n Kohlensäurebäder, bei denen die Entbindung des Gases aus dem Heilwasser auf der ganzen Körperoberfläche des Kranken allmählich in feinsten Bläschen erfolgt und die ihn alsbald in einen zarten Gasmantel hüllen. Auch hierin hat Bad Gleichenberg heute eine Vorrangstellung innerhalb der österreichischen Kurorte. Aber auch seine Nebenindikationen, vor allem Verdauungskrankheiten, leichte und mittelschwere Formen der Zuckerkrankheit und Störungen im Harnapparat, führen ihm noch manchen weiteren Kurgast zu.

So ergab sich nun der Aufbau des vorliegenden Bandes von selbst. Die Darstellung der Heilkräfte war von jener der Heilkuren wegen ihrer engsten Verbundenheit nicht zu trennen; es sollte auch der rein balneologisch interessierte Leser alles Wichtige und Wissenswerte über die natürlichen Heilfaktoren von Bad Gleichenberg beisammen finden. Der Geschichte der Heilquellen und ihrer Entdeckung wurde gedacht, die besonderen geologischen Verhältnisse und die versteinerten Zeugen vergangener Erdgeschichtsepochen scheinen vor uns auf und wir erfahren schließlich vom Chemismus des heilungbringenden Wassers. In den Abschnitten über Kurmittel und Heilkuren sowie über deren Anwendungsgebiete sind, auch in gemeinverständlicher Art kurz die zur Behandlung kommenden Erkrankungen umrissen worden: hat doch gerade in Bad Gleichenberg der Kurgast viel aktiver an seiner Gesundung mitzuwirken als anderswo, so daß er aus den medizinischen Erörterungen wichtige Hinweise für ein richtiges Verhalten entnehmen kann.

So möge der vorliegende Band dem praktischen Arzt die Kurmittel, Indikationen und Heilerfolge von Bad Gleichenberg vor Augen führen und ihm die richtige Einweisung seiner Patienten erleichtern, zugleich aber auch dem Kranken das richtige Verständnis für seine Kur vermitteln, damit er selbst zum besten Kurerfolg mit beitragen kann.

Innsbruck, am 27. Dezember 1949.

Ferd. Scheminzky

Inhaltsverzeichnis.

Verzeichnis der Bildtafeln.

(Die Bilder auf Tafel II, ferner III rechts, weiters IV, V und VI unten
sowie VII, schließlich VIII unten entstammen dem „Kataster der
natürlichen Heilschätze Österreichs" und wurden von Univ.-Professor
Dr. F. Scheminzky, Innsbruck und Badgastein, aufgenommen.)

Verzeichnis der Textabbildungen.

I. Zur Geschichte von Bad Gleichenberg.

A. Ein Heilschatz in der Wildnis.

In vorgeschichtlichen Zeiten überfluteten Meereswellen die Gegend, in welcher heute unser Heilbad liegt. Reichliche Funde von Muschelkalk, besonders bei Hofstätten, unweit von Trautmannsdorf, beweisen dies. Nach Rückgang der Meeresfluten scheinen die ersten menschlichen Ansiedlungen in der Pfahlbauzeit erfolgt zu sein. Primitive, rohe Scherben plumper Tongefäße, Steinhämmer und Äxte sind hiefür Zeugen, die beim Erdaushub vor dem Bau der Villa M a x 1872 ans Tageslicht kamen. Vermutlich standen hier Pfahlbauten am Rande eines Sees und waren diese prähistorischen Ansiedler Urahnen des Keltenstammes der Avarisker, die — römischen Berichten zufolge — zwischen Raab und Mur wohnten.

Weitere Funde auf Gleichenberger Boden entstammen schon der Römerzeit. Der Brunnenarzt Dr. P r a š i l entdeckte um 1843 auf seinem Besitz Wilhelmshof antike Bronzegegenstände, und auf dem westlich der Häuser „Plankenstein" und „Rosenhof" gelegenen sogenannten Robothügel wurden bei Einebnung römischer Grabhügel viele Geschirre aus späterer Römerzeit hervorgeholt.

Der wichtigste Fund aber war der des „Römer-Brunnens". Als nämlich im Jahre 1845 an einer unweit der Konstantin-Quelle gelegenen Stelle, an welcher man das Aufsteigen von Kohlensäurebläschen aus dem Boden bemerkte, Grabungen vorgenommen wurden, entdeckte man in vier Meter Tiefe einen guterhaltenen Brunnenkranz schönbehauener Steine aus Stücken des Basalttuffs des Wierberges. Darunter fand man 74[1] römische Münzen und 12 versteinerte Haselnüsse. Die Münzen trugen die Bildnisse der römischen Kaiser Tiberius, Titus, Domitianus und Numerianus, entstammen also dem 1.—3. Jahrh. n. Chr. Die mit den Münzen als Opfergabe für den Brunnengott in den Brunnen versenkten Haselnüsse beweisen, daß auch die Römer die H e i l w i r k u n g d e r G l e i c h e n b e r g e r H e i l q u e l l e n f ü r E r k r a n k u n g e n d e r A t m u n g s o r g a n e sehr richtig erkannt hatten; berichtet doch der auch in der Heilkunde erfahrene römische Schriftsteller P l i n i u s (23 — 79 n. Chr.), daß Haselnüsse bei solchen Erkrankungen gleichfalls wohltätige Wirkung hätten. Es war ein schwerer Verlust für Gleichenberg, daß bei den Bränden zu Ende des zweiten Weltkrieges auch diese kleine Sammlung von Münzen und versteinerten Haselnüssen, die im Lesesaal des Kurhauses in Glasschränken aufbewahrt war, in den Flammen zugrunde ging. Wir dürfen aus diesen Funden mit Sicherheit schließen, daß die Römer durch mehrere Jahrhunderte die heilkräftigen Gleichenberger Quellen ausgenützt haben.

Später scheint sich durch 1400 Jahre tiefes Dunkel über die Gleichenberger Heilquellen ausgebreitet zu haben. Sie versickerten fast gänzlich ungenützt im einsamen Wiesengelände, das, außer einer kleinen Waldschenke „Zur Stadt Würzburg", die auf dem Grunde der Villa „Weihnachts-

---

1 Die im Römer-Brunnen aufgefundenen Münzen waren folgende:

		n. Chr.			n. Chr.
1.	Tiberius	(14— 37)	56.—58.	Faustina junior	
2.	Germanicus?		59.—60.	L. Verus	(161—169)
	Caligula?		61.—62.	Julia Domna	
3.	Nero	(54— 68)	63.	Geta	(211—212)
4.	Vespasianus	(69— 81)	64.	Alexander Se-	
5.— 8.	Domitianus	(81— 96)		verus	(222—235)
9.—10.	Nerva	(96— 98)	65.	Gordianus III.	(238—244)
11.—17.	Trajan	(98—117)	66.	Aurelianus	(270—275)
18.—41.	Hadrian	(117—138)	67.	Numerianus	(283—284)
42.	Sabina		68.—69.	Philippus pater	Städte-
43.—47.	Antonius Pius	(138—161)	70.	Septimius	münzen
48.—55.	M. Aurelius	(161—180)		Severus	

71.—74. Unkenntlich.

baum", jetzt Villa Dr. B l u m a u e r, lag, völlig unbesiedelt war. Wohl hatte sich im Volksmunde die Kunde vom „Gesundbrunnen in der Sulz" bewahrt; dies wird durch die lokalen Namen „Sulz", „Sulzleiten", „Sulzkogel" bestätigt, die sich bis heute erhalten haben, aber die Kenntnis vom Vorhandensein der Heilquellen beschränkte sich auf die nächste Umgebung.

Erst die im Jahre 1678 erschienene V i s c h e r sche Landkarte der Steiermark verzeichnete die Sulzleiten- (Konstantin-) und die Stradner-Quelle (Johannis-Brunnen), und in den Siebzigerjahren des 18. Jahrhunderts machte der Radkersburger Physiker Dr. Hermann von G l e i ß n e r die ärztliche Welt auf die Sulzleiten-Quelle (Konstantin-Quelle) und das Klausner Stahlwasser aufmerksam und sandte dem bekannten Chemiker Dr. v. C r a n t z Proben beider Wässer zur Untersuchung nach Wien.

Zur gleichen Zeit gab Kaiserin M a r i a T h e r e s i a allen Gebieten kulturellen Lebens, so auch der medizinischen und Heilquellenforschung, lebhaften Auftrieb. Sie beauftragte u. a. alle Landphysiker, sämtliche „Gesundwässer" in allen ihren Staaten zu untersuchen. Der oben genannte Chemiker und Professor der Naturwissenschaften, Heinrich Johann v. C r a n t z, Leibarzt der Kaiserin, unterzog sich daher der mühevollen siebenjährigen Arbeit, alle Heilquellen der Monarchie zu analysieren. In seinem 1777 in Wien erschienenen Werke „Gesundbrunnen der österreichischen Monarchie" sind auf Grund gemeinsamer Untersuchungen der Ärzte Dr. v. G l e i ß n e r und Dr. v. C r a n t z Abhandlungen über die Klausen-Stahl-Quelle und die Sulzleiten (Konstantin-Quelle) zu finden. Wir entnehmen dieser Abhandlung die nachfolgende Beschreibung der „Sulzleiten, alkalischer Säuerling in Steiermark":

„Ein alkalisches, weiches, reinigendes, in vielen Krankheiten nützliches Wasser, es könnte wie Selterswasser getrunken werden . . ."
„Ich zweifle nicht, daß es den von saurem Wein entstehenden Podagraschmerzen und dem Sodbrennen abhelfen möge."

Es ist immerhin staunenswert, daß man bei dem damaligen Stande der chemischen und balneologischen Kenntnisse die noch heute anerkannten Hauptindikationen so klar und unzweideutig herausfand. So wurde die Anwendung der Sulzleiten-(Konstantin-)Quelle bei Katarrhen („wie Selterswasser") und bei Hyperazidität (Sodbrennen) empfohlen. Durch die C r a n t z sche Schrift und die von G l e i ß n e r und C r a n t z vorgenommenen Analysen, die ein ungemein befriedigendes Ergebnis erzielten, erwachte in wirtschaftlichen Kreisen Interesse an den wiederentdeckten Gleichenberger „Gesundbrunnen". 1811 entschloß sich ein angesehener Grazer Arzt, Dr. v. F r a u e n b e r g, die Sulzleiten-Quelle, von der er sich auf Grund der Analyse besten Erfolg versprach, an Ort und Stelle zu erproben. Dr. v. F r a u e n b e r g, der an den hartnäckigen, durch Medikamente unbehebbaren Folgen einer schweren Lungen- und Rippenfellentzündung litt, wurde mangels einer der Quelle näheren Wohngelegenheit vom Besitzer der Herrschaft Gleichenberg, Grafen T r a u t t m a n s d o r f f, gastlich aufgenommen und fuhr von dort täglich zur Trinkkur an der Sulzleiten. Schon nach fünf Wochen sah er seine Hoffnungen voll erfüllt und kehrte völlig genesen nach Graz zurück, wo er das patriarchalische Alter von 92 Jahren erreichte.

Später, 1815, rühmte Karl S c h m u t z in der Grazer Tageszeitung „Der Aufmerksame" (Nr. 144) die großen Vorzüge der Gleichenberger Quellen. Durch diesen Aufsatz wurde eine rührige Marburger Geschäftsfrau, Johanna R e y - b a u e r, auf den Wert der Quellen aufmerksam. Sie erwarb 1818 die Sulzleiten und die Stradner-Quelle (Johannis-Brunnen) und veranlaßte im selben Jahre die Vornahme einer Analyse beider Quellen durch Dr. Jakob H e l m im chemischen Laboratorium in Wien. Mit Rücksicht auf die größere Nähe der Stradner-Quelle, die am 9. Jänner 1819 die Bewilligung erhielt, sich nach dem Wohltäter der Steiermark Erzherzog Johann „Johannnis-Brunnen" nennen zu dürfen, vom Geschäftssitz der neuen Eigentümerin in Marburg wurde vorerst nur diese Quelle abgefüllt und versendet und erreichte bald die für damalige Verhältnisse stattliche Versandmenge von 30 000 Flaschen jährlich. Die in unwirtlicher, unbewohnter Gegend dem Boden entspringende Sulzleiten-Quelle blieb weiterhin vernachlässigt. Das Versandunternehmen der Frau R e y b a u e r bewirkte eine lebhaftere Anteilnahme der Ärzteschaft an den Quellen. 1821 wurden beide Quellen neuerlich durch den Protomedikus L. v. V e s t chemisch analysiert. 1821 verfaßte Dr. Ignaz W e r l é eine Schrift über die günstige Wirkung der Quellen. Dr. W e r l é machte auch den damaligen Gouverneur der Steiermark, Reichsgrafen Mathias Konstantin v. W i k - k e n b u r g, auf die bedeutende Heilwirkung der Gleichenberger Quellen und auf die Schönheit ihres Ursprungsgebietes sowie dessen klimatische Vorzüge aufmerksam. Als Graf W i c k e n b u r g 1833 sich durch eine Fahrt zu den Gleichenberger Quellen, die er in Begleitung Dr. W e r l é s ausführte, von dem landschaftlichen Reiz der Gegend und dem Wert der Quellen persönlich überzeugt hatte, war das große Los für das Entstehen des Heilbades gefallen. Das ehrliche Entzücken über die Schönheit der Lage und die klare Erkenntnis der volkswirtschaftlichen Bedeutung der hier noch ungenützt liegenden Schätze bewirkte den raschen Entschluß des tatkräftigen Grafen W i c k e n b u r g, hier ein großes Werk für die Allgemeinheit, für die heilbedürftige Menschheit zu schaffen. Mit diesem Entschluß trat die Geschichte Gleichenbergs in ein neues entscheidendes Stadium.

B. Die Gründung des Heilbades Gleichenberg durch Mathias Konstantin Grafen v. Wickenburg.

Der ersten Besichtigung folgten schnelle Vorarbeiten, die vorerst in der Schaffung des Gleichenberger- und Johannis-Brunnen-Aktienvereines (1834) bestanden, dem die Aufgabe

zufiel, die bedeutenden erforderlichen Mittel für den Ankauf der Grundstücke und der Quellen, die Entwässerung
der verwilderten Sulzleiten, die fachgemäße Erschließung
und Fassung der Quellen und für den Bau der in erster Linie
notwendigen Gebäude sicherzustellen.

Nach der Konstituierung des Aktienvereines, dessen Sitz
einstweilen in Graz war und erst später nach Gleichenberg
verlegt wurde, fanden die Aktien sehr rasch Abnehmer, und
Graf Wickenburg wurde zum ersten Präsidenten des
neuen Unternehmens gewählt. Er widmete fortab einen
Großteil seiner Arbeitskraft und bedeutende Teile seines
Vermögens dem neuen Badeort, dessen Leitung er bis zu
seinem Tod am 26. Oktober 1880 innehatte.

Mit großer Energie wurde nun, nach Lösung der oben
erwähnten Aufgaben, an den Bau eines Gebäudes für den
Mineralwasserversand (an der Stelle des heutigen Füllhauses),
des ersten kleinen Badehauses, das — in ländlichem Stil errichtet — in neun geräumigen Badekabinen sechzehn Wannen enthielt, und an die Schaffung der notwendigen Unterkünfte für die Badegäste geschritten. Es ist schon gesagt worden, daß bis zu jener Zeit auf dem engeren Gebiete des
heutigen Heilbades, mit Ausnahme der im Brunnental gelegenen Schenke, kein einziges Haus stand. Dort tranken die
Bauern der Umgebung am Sonntag das Mineralwasser zum
Wein. Im Zuge der Quellenfassung und Neugestaltung der
ganzen Umgebung wurde dieses Haus abgetragen und dort,
auf dem Platz der heutigen Villa Triestina, vom Stadtzim-
mermeister Ohmeyer aus Graz ein hölzernes Gebäude
errichtet, in welchem schon im Sommer 1836 der Gouverneur Graf Wickenburg und der Fürst Carl Liech-
tenstein, beide mit ihren Familien, als die ersten Gäste
Gleichenbergs wohnten. Nach der Neufassung der Sulzleiten-Quelle, die gelegentlich der ersten Generalversamm-
lung des Aktienvereines am 15. Jänner 1835 zu Ehren des
ersten Präsidenten den Namen „Konstantin-Quelle“

erhielt, wurde zu Badezwecken auch die unter dem heutigen Kassenraum des Badehauses (Kurmittelhaus) gelegene Mineralquelle gefaßt und bekam, zur Erinnerung an die Verdienste des um Gleichenberg verdienten Arztes, den Namen „W e r l é - Q u e l l e".

Besonders umfangreich waren die Trockenlegungsarbeiten des versumpften Sulzbachtales, auf dessen Gebiet 60 km Gräben und Kanäle gezogen und ein weitverzweigtes Wegnetz angelegt wurde. Unverzüglich schritt man auch an die Anlage des schönen Kurparkes, um deren Einzelheiten sich die Gräfin Emma W i c k e n b u r g, die Gemahlin des Gründers, besonders annahm, die auch zahlreiche schöne fremdländische Bäume und Sträucher pflanzen ließ.

Als 1837 die erste Kursaison in Gleichenberg begann, standen ausschließlich des Badhauses insgesamt neun Gebäude. Unter diesen war auch die auf einer Anhöhe — mit Ausblick gegen Süden über das Tal bis zur hochgelegenen Ortschaft Straden — gelegene Villa Wickenburg, die fortab der gleichnamigen Familie als Sommersitz dienen sollte. Die erste Kursaison 1837 hatte eine Frequenz von 119 Besuchern, aber schon in den nächsten Jahren stieg die Besucherzahl so an, daß die rege Bautätigkeit mit dem Andrang der Gäste nur schwer Schritt halten konnte.

Im Laufe des Jahres 1837 entstand das „Traiteuriegebäude", das nachmalige „Vereinshaus". In diesem stattlichen Hause waren das namhafteste Restaurant des Kurortes und mehrere Gesellschaftsräume untergebracht, wozu in den oberen Stockwerken noch fast 50 Fremdenzimmer kamen. Die folgenden Jahre standen im Zeichen zunehmenden Besuches des Kurortes, dessen Ruf durch aufsehenerregende Heilerfolge sich bald weit über die Grenzen des alten Kaiserstaates in ganz Europa verbreitete. Daher wurde bei vielen Interessenten die Baulust geweckt und es entstanden viele Häuser für die Badegäste, von denen wir hier nur die namhaftesten anführen wollen.

Grazer-Hof	1838	Villa „Hohe Warte"	1863
Louisenvilla	1839	Villa „Albrecht"	1869
Villa „Stadt Pest"	1839	Kurhaus	1871
Felsenhaus	1839	Villa „Max"	1872
„Hospiz zum Pilger"	1844	Hotel „Hofer"	1872
Sophienvilla	1845	Villa „Franzensburg"	1873
Hotel Mailand	1845	Villa „Plankenstein"	1874
Villa Dr. Blumauer	1845	Villa „Possenhofen"	1875
Schweizerei	1845	Annahof	1875
Hotel Venedig	1846	Konstantinhöhe	1875
Kaufhaus Holzer	1846	Rudolfshof	1876
Villa d' Orsay	1847	Villa „Broglio"	1876
Waldhaus	1847	Villa „Hochquelle"	1876
Hotel „Würzburg"	1847	„Haus am Rain"	1876
Molkereigebäude	1847	Hotel „Charlottenburg"	1883
Villa Triestina	1848	Theresienhof	1883
Berlinerhof	1848	Villa „Clar"	1883
„Stadt Innsbruck"	1852	Israel. Hospital	1883
„Hubertushof"	1855	Villa „Birkenhof"	1890
„Marienburg"	1857		

Am 22. Juni 1841 wurde der Grundstein zur Gleichenberger Kirche gelegt, die Graf W i c k e n b u r g ebenso wie das danebenliegende Kloster auf seine Kosten erbauen ließ. Im Jahre 1845 wurden Kirche und Kloster feierlich eingeweiht und in die Obhut des Franziskanerordens gestellt. Einen besonderen Schmuck erhielt die Kirche durch das vom bedeutenden steirischen Maler Josef T u n n e r ausgeführte schöne, große Altarbild, die Verehrung der Muttergottes darstellend. Die Familie W i c k e n b u r g, in Andacht vor der Madonna versunken, nimmt einen Teil des Vordergrundes ein.

Im Jahre 1846 ließ der Aktienverein das zweite, größere Badehaus mit dem Maschinenhaus errichten, in dem eine Dampfpumpe zur Aufstellung kam. Im selben Jahre wurde das heutige Füllhaus erbaut. Bald reichten auch die Räume der sogenannten „Traiteurie" für die Zahl der Gäste nicht mehr aus und daher wurde südwestlich derselben ein eigenes Restaurantgebäude mit einer großen Speiseterrasse erbaut, das bis zum Umbau im Jahre 1925 als Vereinsrestaurant bestand. Zur Erinnerung an den 1856 verstorbenen berühmten Orien-

talisten und Schriftsteller Josef Freiherrn v. H a m m e r -
P u r g s t a l l, der viel auf seinem Schlosse Hainfeld bei
Feldbach geweilt und der, ein warmer Freund Gleichenbergs,
die Vorzüge unseres Heilbades in Poesie und Prosa oft be-
geistert gepriesen hatte, ließ Graf W i c k e n b u r g 1859
eine Gedenksäule mit Büste inmitten des Kurparkes erstellen,
deren orientalische Verzierungen bei Nichteingeweihten nicht
selten Verwunderung erregten.

C. Der Kurort in der Zeit von 1881 bis 1918.

Nach dem 1880 erfolgten Tod des Gründers des Heilbades folgte ihm sein ältester Sohn, Graf Ottokar W i k -
k e n b u r g, als zweiter Präsident des Aktienvereines. Der
Besuch des Kurortes, der bis 1870 auf über 2000 Kurgäste
angestiegen war und im Jahre 1880 fast 4000 erreicht hatte,
erhielt in den letzten Dezennien des 19. Jahrhunderts eine
weitere Steigerung auf fast 6000 Gäste. Diese Blütezeit langer Friedensjahre, die die ältesten Einwohner des Kurortes
aus der Überlieferung rühmen, führte zahlreiche Gäste aus
den weiten Provinzen der Doppelmonarchie und aus dem
nahen Ausland nach Gleichenberg. Ungarn, Kroaten, Serben,
Griechen, Rumänen, Russen und Polen, aber auch Türken
und Ägypter kamen, Heilung suchend, in steigender Zahl.

Einer der treuesten Gäste wurde K ö n i g M i l a n v o n
S e r b i e n, der Gleichenberg sehr liebte und in den Achtziger-
und Neunzigerjahren mehrmals dort Aufenthalt nahm. Unter
den russischen Gästen befanden sich mehrere Großfürsten
und Großfürstinnen sowie der bekannte, auf die österrei-
chisch-russischen Beziehungen einen so unheilvollen Einfluß
ausübende Außenminister I s w o l s k i.

In Ägypten wurde Gleichenberg durch den in Diensten
des Khedive zu hoher Stellung vorgerückten S e f e r
P a s c h a, einen polnischen Grafen K o s c i e l s k i, bekannt,
der Gleichenberg als Kurgast so liebgewann, daß er sich in
der Umgebung ankaufte und den Vizekönig I s m a e l

P a s c h a zu einem Besuche veranlaßte. Nach Ankauf des von ihm in luxuriöser Weise ausgestatteten Schlosses Bertholdstein kam S e f e r P a s c h a alljährlich für den Sommer in unsere Gegend. Fast täglich fuhr der alte Herr über die von ihm selbst ausgebaute Fahrstraße im offenen, mit vier Lipizzanern bespannten Wagen nach Gleichenberg, wo er häufig das kleine Kurtheater besuchte. In diesem haben sich manche spätere Bühnengrößen, wie Alexander G i r a r d i und der berühmte Anzengruber-Darsteller Ludwig M a r - t i n e l l i, Erstlingserfolge geholt. In späteren Zeiten traten in diesem Theater die Operettendiva Luise K a r t o u s c h und die bekannte Schauspielerin Angela S a l l o c k e r in Erstlingsrollen auf. Am 9. Juli 1883 besuchte K a i s e r F r a n z J o s e p h Bad Gleichenberg und besichtigte seine Einrichtungen, u. a. die neuerbaute Schule. Eine Marmortafel im Eingang dieses Gebäudes erinnert an diesen Besuch und hat alle Stürme späterer Zeit überstanden. Der Monarch, der sich über alle wichtigen lokalen Verhältnisse genau unterrichten ließ, zeigte lebhaftes Interesse für den aufstrebenden Kurort, den er als sechzehnjähriger Prinz schon einmal besucht hatte. Wie das erstemal fand er sich mit seiner Begleitung in der Villa W i c k e n b u r g ein und nahm später das Mittagmahl bei seinem Oberst-Stallmeister, dem Prinzen Emmerich T h u r n u. T a x i s in dessen Villa Hubertushof.

Im Jahre 1885 entstanden die ersten beiden pneumatischen Kammern mit einem Fassungsraum von zusammen achtzehn Personen. Die dankbare Bevölkerung Gleichenbergs ließ es sich nicht nehmen, im Jahre 1887 dem Gründer Gleichenbergs ein schönes Denkmal aus carrarischem Marmor zu setzen. Es ziert heute den Kurpark vor einem Hintergrund alter Bäume.

Als 1904 der zweite Präsident des Aktienvereines, von der Bevölkerung tief beklagt, verschied, wurde sein ältester Sohn, der spätere Minister des Innern Dr. Max Graf W i k - k e n b u r g, zu seinem Nachfolger gewählt.

D. Bad Gleichenberg 1918 bis 1938.

Nach dem Tode des dritten Präsidenten führte der Vizepräsident des Aktienvereines, Rechtsanwalt Dr. Gustav v. W e b e n a u, die Geschäfte, bis der im Mai 1918 zum Präsidenten neugewählte Schwiegersohn des Verstorbenen, Graf Alfred B r u s s e l l e, aus dem Felde heimkehrte und die Geschäftsführung übernahm. In diese Zeit fielen die Vorarbeiten für die Versorgung Gleichenbergs mit elektrischem Strom, die 1920 erfolgte, so daß dadurch eine moderne Beleuchtung und ein zweckmäßigerer Betrieb der Kuranstalten erfolgen konnte. 1925 wurde vom Aktienverein die neue große pneumatische Kammer mit achtzehn Sitzplätzen fertiggestellt. Die in Stahlkonstruktion ausgeführte Kammer ist mit allen modernen Neuerungen ausgestattet. Durch ihre Errichtung erhielt Bad Gleichenberg die größte pneumatische Kammeranlage Österreichs. Im selben Jahre wurde von der Gemeinde Bad Gleichenberg die Neuanlage einer großen Wasserleitung begonnen, die im Jahre 1927 fertiggestellt wurde. Als weitere sanitäre Verbesserung schloß sich 1930 eine Kanalisierung an. Ein besonderes Ereignis für Gleichenberg war der 1931 beendete Bau der elektrischen Landesbahn Feldbach — Bad Gleichenberg. Der Bahnanschluß des Heilbades war ein durch Jahrzehnte sehnsüchtig erwarteter und immer wieder enttäuschter Wunsch der ganzen Bevölkerung. Sicher wäre Gleichenberg, das in dieser Zeit auch die offizielle Anerkennung als „Heilbad" erhielt, während es bis dahin Kurort gewesen war, schon früher in die Reihe der Weltbäder vorgerückt, denen es sich seiner Heilschätze wegen getrost gleichstellen könnte, wenn nicht gerade die Verkehrslage eine so wenig günstige gewesen wäre. Es sei daher erlaubt, diese von Anfang an kurz zu schildern. Einstmals, nach der Gründung, war Gleichenberg auf den Personenverkehr mit „Fiakern" oder Lohnkutschern und Poststellwagen zwischen Graz und dem Kurort angewiesen, deren Fahrzeit zehn bis elf Stunden in Anspruch nahm. Nach dem Ausbau der Südbahn zwischen Graz und Cilli erfolgte 1846 eine Besserung durch die Benützung der Südbahnstrecke bis Spielfeld; von dort aus war Gleichenberg in fünfstündiger Wagen- oder Postfahrt erreichbar.

Im Jahre 1873, nach Eröffnung der im Raabtale erbauten Graz-Budapest-Eisenbahn (ungarische West- bzw. steiermärkische Ostbahn), konnten die nach Gleichenberg Reisenden die neue Bahn bis Feldbach benützen und den Kurort sodann in ein- bis anderthalbstündiger Wagenfahrt erreichen. Dies war eine neuerliche bedeutende Herabsetzung der Fahrzeit von Graz nach Gleichenberg auf etwa drei Stunden.

Es war eine der wichtigsten Aufgaben des neuen Präsidenten, mit aller Kraft die rasche Durchführung des während des ersten Weltkrieges viel erörterten und nahe vor der Ausführung stehenden Bahnbaues Feldbach—Gleichenberg—Radkersburg zu erreichen. Leider gelang dies nur teilweise. Es wurde zwar der Bau der Teilstrecke Feldbach — Gleichenberg in Angriff genommen, jedoch mit einer für Gleichenberg sehr ungünstigen Änderung des ursprünglichen Bauprojektes, da die Trasse fast 7 km über besonders schwieriges Bauterrain verlängert wurde, um auch den Markt Gnas an die Bahn anzuschließen. Dieser Beschluß erhöhte die Baukosten und verringerte den Wert der Bahn für den Fremdenverkehr des Bades Gleichenberg in einschneidender Weise. Der geplante Ausbau der Bahn nach Radkersburg wurde fallengelassen. Die neue Bahn führt durch landschaftlich reizvolles Gelände. Ihr Ausbau nach Radkersburg würde ein verkehrsarmes Gebiet in vorteilhafter Weise erschließen.

Kehren wir zum Geschehen in Bad Gleichenberg zurück. Abermals entfaltete sich eine rege Bautätigkeit. An Stelle des baufällig gewordenen Vereinsrestaurants wurde das allen modernen Anforderungen entsprechende Kurhotel errichtet, dessen angebauter Restaurationstrakt mit der großen Speiseterrasse die frühere harmonische Gestaltung des Kurplatzes beibehielt.

Bald darauf wurde durch teilweise Aufstockung und gründlichen Innenausbau des Kurmittelhauses eine weitgehende Ausgestaltung und Modernisierung dieses Gebäudes bewirkt, das sich seither bezüglich seiner Innenausgestaltung mit den modernsten Heilanstalten dieser Art messen kann. Es enthält alle modernen Behelfe, und der Kurgast hat Gelegenheit, die Heilschätze der Natur durch bewährte Kurmittel zu ergänzen und zu unterstützen. Neben den schon erwähnten drei pneumatischen Kammern weist die Anstalt eine große Anzahl von Kabinen für natürliche kohlensaure Bäder und Sprudelbäder, zahlreiche Einzelkabinen sowie Apparate für Sole- und medikamentöse Inhalationen, ferner Respirationsapparate, Biomotor, elektrische Lichtbäder sowie Vorkehrungen für hydrotherapeutische (Kaltwasser-) Kuren und Massagen auf.

Nach dem großzügigen Ausbau des Kurmittelhauses, dessen weißgekachelte Innenräume von Sauberkeit glänzen, wurde für die Erholungs- und Mußestunden der Kurgäste bei ungünstiger Witterung gesorgt. Im Kurhaus, dessen Lesesäle stets eine große Zahl in- und ausländischer Zeitungen sowie illustrierter Blätter boten, wurden die Kaffeehausräume des Erdgeschosses mit geschmackvollem Luxus ausgestattet.

Im Jahre 1929 verwandelte Baumeister R a u c h sein „Grazer-Haus" durch Aufbau zweier Stockwerke in den stattlichen „Grazer-Hof". In diese Zeit fällt auch die Ansiedlung mehrerer großer Sozialversicherungsanstalten, die durch Verkäufe der betreffenden Häuser seitens des Gleichenberger- und Johannis-Brunnen-Aktienvereines und anderer Hauseigentümer und unter tatkräftiger Förderung der damaligen Kurverwaltung nach Bad Gleichenberg kamen.

Die Kurfrequenz stieg in dieser Zeit bis zur bisherigen Rekordziffer von nahezu 10 000 Kurgästen an, aber gleich allen österreichischen Heilbädern erlitt auch Gleichenberg nach 1932 durch die Weltwirtschaftskrise ein Absinken der Jahresfrequenzziffern. Zusammenfassend kann gesagt werden, daß in diesem Zeitraum sowohl durch großzügige moderne Neu- und Umbauten als auch durch wichtige sanitäre und technische Anlagen besonders Wertvolles geleistet worden ist.

Im März 1938 wurde die ruhige Entwicklung des Heilbades durch politische Maßnahmen unterbrochen, in deren Folge der bisherige vierte Präsident des Aktienvereines an der Fortführung der Geschäftsführung gewaltsam gehindert wurde.

E. Die Entwicklung Bad Gleichenbergs
1938 bis 1949.

Im März 1938 wurde von der Gauleitung Steiermark der NSDAP eine kommissarische Verwaltung für den Gleichenberger- und Johannis-Brunnen-Aktienverein eingesetzt. Damit wurde eine mehr als 100jährige friedliche Tätigkeit jäh unterbrochen. Im Sommer 1938 ergab sich durch das fast völlige Ausbleiben von Ausländern ein starker Ausfall an Besuchern und die Zahl der Kurgäste stieg trotz des großen, durch den Anschluß entstandenen territorialen Gebietes und durch die nachhaltige Beschickung aus allen Teilen des Deutschen Reiches durch die NSV nur langsam zu den Frequenzziffern der früheren Periode an. Die geschichtliche Entwicklung brachte es mit sich, daß während des zweiten Weltkrieges zahlreiche Volksdeutsche, die Haus und Hof verloren hatten, nach Gleichenberg kamen, denen mehrere Kriegslazarette nachfolgten.

Am 31. März 1945 rückten russische Panzer über Gleichenberg vor, denen ein zweckloser Widerstand geleistet wurde. Russische Granaten richteten sodann an mehreren großen Gebäuden, z. B. an der Kirche, dem Kloster und der Villa Wickenburg, bedeutenden Schaden an. Auch das oben erwähnte Altarbild wurde schwer beschädigt und erlitt über 200 Risse und Löcher. Es wurde bis 1947 vom steirischen Landesrestaurator Professor v. Richter-Binnenthal in langer Arbeit meisterhaft wiederhergestellt.

Es folgten fünf böse Wochen für Gleichenberg. Kämpfe zwischen Teilen der ukrainischen Armee Tolbuchin und solchen einer ukrainischen SS-Division fanden in und nächst dem Heilbad statt und der Ort wechselte mehrmals den Besitzer. Unterdessen wurden mit Hunderten von Trainwagen alle Betteinrichtungen, Wäsche, Polstermöbel und sonstiger wertvoller Hausrat sowie Betriebseinrichtungen fortgeführt. Die sonstigen Einzelheiten dieser bewegten Zeit sind der Beschreibung durch künftige Geschichtsschreiber vorbehalten. Der offensichtliche Munitionsmangel hinderte die Artillerie beider kämpfenden Teile an der völligen Zerstörung unseres Ortes. Immerhin sind mehrere Gebäude in Bad Gleichenberg den Brandgranaten zum Opfer gefallen. Nach der völligen, von den Sowjettruppen anbefohlenen Evakuierung Gleichenbergs wurden von unbekannten Tätern mehrere der schönsten und wertvollsten Gebäude, wie die Villa „Wickenburg", das „Vereinshaus" und das „Kurhaus", vollkommen niedergebrannt. Unersetzliche Werte wurden sinnlos vernichtet und ein Schaden von vielen Millionen entstand. Nach Einstellung der Feindseligkeiten wurde ein sehr beschränkter Kurbetrieb durch die zahlreichen einquartierten Russen eingeführt, bis diese sich an den Gleichenberger Kuren nicht interessiert erklärten.

Am 24. Juli 1945 rückten an Stelle der kürzlich abgezogenen Russen britische Truppen ein und damit stand Gleichenberg durch fast achtzehn Monate im Zeichen der britischen Einquartierung.

Im Mai 1945 war schon eine öffentliche Verwaltung für den Gleichenberger- und Johannis-Brunnen-Aktienverein eingesetzt worden. Die zeitbegrenzte Kursaison 1947, bei der nur 500 Fremdenbetten (vor 1945 waren es 2000 Betten!) verfügbar waren, brachte etwa 2000 Gäste nach Bad Gleichenberg. Die Kurverwaltung dankt es den treuen, unentwegten Anhängern der Gleichenberger Heilschätze, daß sie sich nicht von den damaligen schrecklichen Verkehrsverhältnissen und durch den zwangsweise eingetretenen Mangel an

Komfort vom Kommen abhalten ließen. Im folgenden Jahre 1948 zeigte sich schon ein wesentlich besseres Bild. Moderne, bequeme Autobusse stellten den direkten Verkehr mit Wien und Graz her und auch der Bahnverkehr wurde weitgehend verbessert. Die Bettenanzahl stieg um 140 % auf 1200 Fremdenbetten; Wäsche, Decken, Pölster wurden neu angeschafft. Die Frequenz stieg auf 5100 Gäste. Die Kuranstalten hatten die Kriegsereignisse ohne allzu schwere Wunden überstanden und standen 1948 schon in vollem Betrieb, nur die hydrotherapeutische Anstalt harrt noch ihrer Wiederherstellung, die 1949 zum Teil geschah, wobei elektrische Licht- und Darmbäder in dem Gebäude eingerichtet wurden. Der schöne Kurpark, dessen Anlagen sehr gelitten hatten, prangt wieder in friedensmäßiger Schönheit. Überall in Bad Gleichenberg regen sich emsige Hände, um die frühere Schönheit und den modernen Komfort wiederherzustellen. Alles geschah bisher aus eigener Kraft der Gleichenberger. Amtliche Stellen haben sich durch die Beschaffung notwendigster Bedarfsartikel und durch die Verbesserung der früher ungünstigen Verkehrsverhältnisse hilfreich erwiesen, wofür Gleichenberg aufrichtigen Dank weiß.

Bad Gleichenberg hat in den letzten Wochen des zweiten Weltkrieges als Kampfgebiet sehr schwere Verluste und große Schäden erlitten. Es spricht für den Unternehmergeist, die Opferfreudigkeit und den zähen Aufbauwillen seiner maßgebenden Männer und weiter Bevölkerungskreise, daß diese Wunden zum großen Teil schon geheilt und die Verluste ersetzt sind. Möge ein gütiges Geschick diesem begnadeten Ort Ruhe und Segen geben, damit in aller Zukunft die Heilungsuchenden schöne, behagliche Unterkünfte, Zerstreuung und Unterhaltung, vor allem aber Heilung von all ihren Leiden finden können. Möge unser Heilbad werden, was es dank seiner bevorzugten Eigenschaften zu werden verdient: ein Weltbad und ein Segen für alle, die seine Heilquellen aufsuchen.

II. Chemie und Geologie der Heilquellen; das Klima des Kurortes.

A. Der Vulkanismus und die Heilquellen.

Die folgenden Zeilen sollen keine streng wissenschaftliche Abhandlung darstellen, sondern dem Besucher unseres Heilbades nur in groben Umrissen und in leichtverständlicher Weise mit der erdgeschichtlichen Entwicklung von Gleichenberg und der Entstehung der Heilquellen vertraut machen.

Bad Gleichenberg verdankt sein Dasein dem Auftreten heilkräftiger Quellen, welche die letzten Zeugen einer recht unruhigen Zeit unserer Erdgeschichte bilden. Im sogenannten Brunnental des Kurortes entspringen auf engem Raum fünf Mineralquellen, die in der näheren und weiteren Umgebung von Gleichenberg durch mehrere kohlensäure- und eisenhältige Mineralwässer umsäumt werden. Die bedeutendsten hiervon sind im Süden der Johannis-Brunnen in der Nähe des Marktes Straden, im Norden die Klausen-Stahl-Quelle und im Südosten die Brodelsulz bei Risola.

Bei all diesen Quellen spielt ein beachtlicher Gehalt an freier Kohlensäure die Hauptrolle. Diese Kohlensäure ist ein Rest des gewaltigen Vulkanismus, der zweimal während der Neuzeit der Erdgeschichte, und zwar in der jüngeren Tertiärzeit, unsere Gegend erzittern ließ.

Aus dem Erdinnern, wo noch feuerflüssige Herde aus jener bewegten Zeit bestehen, steigen nach Abb. 1 Dämpfe und Gase im Spaltensystem des darüberliegenden, bereits erstarrten Gebirges empor und streben der Erdoberfläche zu. Diese vorwiegend aus Kohlensäure (CO_2, chemisch richtiger aus Kohlendioxyd) bestehenden Dämpfe mischen sich in den oberflächennäheren Regionen (in etwa 300 — 500 m Tiefe) mit den in Spalten und Klüften zirkulierenden Tagwässern (vadosen Wässern) und bilden einen Säuerling. Das nun stark kohlensäurehältige Wasser ist ein vorzügliches Lösungsmittel und nimmt bei der weiteren Wanderung durch Klüfte und

Spalten reichlich Bestandteile auf. Es gelangen auf diese Weise die verschiedenen Elemente, wie Natrium, Kalium,

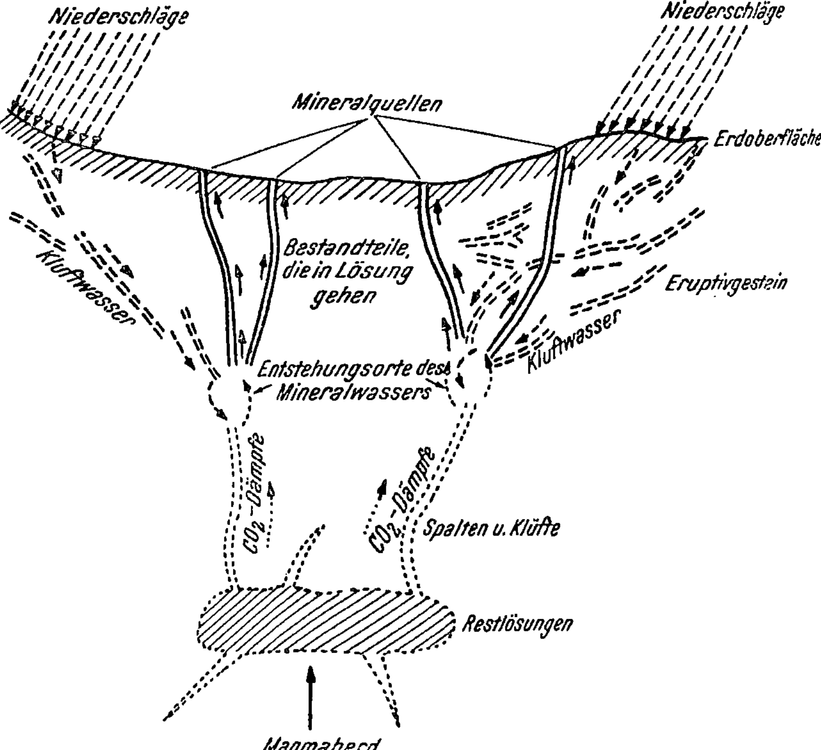

Abb. 1. Schema zur Entstehung der Heilquellen von Bad Gleichenberg.
Die Niederschlagswässer (vadose Wässer) dringen in Klüften in die Tiefe (Kluftwasser), treffen dort mit den aufsteigenden Kohlendioxyd-Dämpfen zusammen, werden damit zum Säuerling und lösen als solcher beim Wiederaufsteigen mannigfache Stoffe aus dem Gestein.

Kalzium, Lithium, Strontium, Magnesium, Eisen, Jod und dgl., in Form ihrer Ionen in das Wasser und bilden dann die eigentliche Mineralquelle. Da die von diesen Lösungen durchwanderten Klüfte und Spalten in ihrer Mineralführung und in der Art des geologischen Aufbaues Unterschiede zeigen, wird auch die Endzusammensetzung des an die Oberfläche gelangenden Mineralwassers jeweils etwas verschieden sein.

Seit über einem Jahrhundert bildete unsere Gegend einen gewaltigen Anziehungspunkt der internationalen Gelehrtenwelt. Es ist im kurzen Rahmen nicht möglich, auf alle einschlägigen Untersuchungen einzugehen. Die folgende, schlagwortartige Zusammenstellung soll aber zeigen, wie groß das Interesse der Wissenschaft an unserem Vulkangebiet im letzten Jahrhundert gewesen ist. An Hand der beigefügten Jahreszahlen lassen sich die betreffenden Veröffentlichungen leicht im Literaturverzeichnis am Schluß des Buches auffinden.

Bereits vor der Gründung des Kurortes waren es der Altmeister der Geologie Leopold v. Buch 1819 und die großen Forscher Sedgwick und Murchison (1831), welche Studienreisen in das erloschene Vulkangebiet unternahmen und durch ihre Forschungen erstmals eine Klärung über die gewaltigen Vulkanausbrüche und über die Tektonik dieser Gegend brachten. Zwei Jahre nach der Gründung des Kurortes gab P. Partsch (1836) eine sehr umfangreiche Beschreibung der Umgebung unseres Heilbades. Um 1850 entfaltete der neugegründete geognostisch-montanistische Verein unter Doktor Karl J. Andrä eine systematische Erforschung des Gleichenberger Eruptivgebietes. Dann veröffentlichte Dr. K. Clar (1874 und 1878) Arbeiten über unser Vulkangebiet und 1880 folgt auch eine paläontologische Arbeit von Prof. Dr. R. Hoernes in Form eines Exkursionsberichtes. Knapp vorher (1878) hatte Dr. R. Fleischhacker ein Vorkommen mariner Schichten auf dem Wierberg östlich von Gleichenberg entdeckt. A. Penck (1879) berichtet über seine mikroskopischen Untersuchungen an den Tuffen des Sulzberges. Dr. C. Clar gibt 1881 eine Erklärung über die Entstehung der zahlreichen Säuerlinge in und um Gleichenberg. Dieser Arbeit folgt 1895 eine Abhandlung, in welcher zum erstenmal das Auftreten der Heilquellen längs einer Nord-Süd streichenden Spalte festgestellt wird, die auch deutlich als Verwerfung zu erkennen ist. Um das Jahr 1895 tritt die Erforschung des Gleichenberger Eruptivgebietes mit dem Aufschwung der Petrographie in eine neue Phase. Die erste exakte petrographische Beschreibung der Gleichenberger Eruptivgesteine verdanken wir Professor Dr. Sigmund (1896); er gibt uns auch eine Übersicht vom Alter der einzelnen Eruptionen und weist u. a. nach, daß die Entstehung des Basaltes vom Hochstraden die jüngste Bildung darstellt und daß sie nach der Ablagerung der sarmatischen Schichten erfolgt ist. 1903 erschien dann Prof. Sigmunds letzte Arbeit über das Trachytmassiv von Gleichenberg, welche sehr eingehend Struktur und Entstehung der Trachyte und Andesite unserer nächsten Umgebung behandelt. Im gleichen Jahr gibt Prof. R. Hoernes eine zusammenfassende Beschreibung der Forschungsergebnisse über Bad Gleichenberg. Er ist der Ansicht, daß die Trachyte sarmatischen Alters sind und in einem verhältnismäßig seichten Binnenmeer gebildet wurden. 1908 erschien eine Arbeit von Prof. Dr. Heritsch, welche hauptsächlich der Untersuchung der Olivinbomben gewidmet ist. Im selben Jahr berichtet Dr. Leitmeier über die Umwandlung der Andesite in Opale und Halbopale. Diese Arbeit ist besonders deshalb von Bedeutung, da 1946—47 diese Opalvorkommen als Trasse ausgewertet und in größerem Umfange abgebaut wurden. 1913 veröffentlichte Professor Dr. Winkler v. Hermaden die erste große Arbeit über das Eruptivgebiet von Gleichenberg in Oststeiermark, eine Abhandlung, welche große bestehende Lücken in der Kenntnis der Geologie unseres Heilbades schließt. Dieser Abhandlung folgen dann im Laufe der Zeit bis 1944 über 30 Arbeiten, in denen Prof. Dr. Winkler v. Hermaden durch seine Forschungsergebnisse wesentlich dazu beigetragen hat, Tektonik, Paläontologie und Vulkanologie der Gleichenberger Gegend zu enträtseln. Ich möchte Herrn Prof. Dr. Winkler v. Hermaden an dieser Stelle auch meinen besonderen Dank für die Bereitstellung der wichtigsten Literatur für diese Arbeit aussprechen.

B. Die Quellen und ihre Analysen.

Wie schon früher erwähnt, ist der geologische Aufbau der vom Heilwasser durchwanderten Schichten für den Chemismus einer Quelle von ausschlaggebender Bedeutung. Die Heilquellen von Bad Gleichenberg durchsetzen das Trachyt- und Andesitmassiv (vgl. später), welches in seinen Kalk-Natronfeldspaten, seinen Kalifeldspaten und Pyroxenen reich an Natrium und Karbonaten ist; der in der Tiefe aus versickertem, vadosem (Oberflächen-) Wasser und der vulkanischen Kohlensäure (Kohlendioxyd) entstehende S ä u e r - l i n g nimmt beim Aufsteigen daher aus den Gesteinsschichten reichlich Natrium- und Hydrokarbonationen auf (vgl. Abb. 1), so daß die Gleichenberger Quellen (Lage in Abb. 2 und Tafel 1) ihrem chemischen Charaker nach als h y p o t o - n i s c h e N a t r o n s ä u e r l i n g e zu bezeichnen sind.

Dieser Begriff „hypotonischer Natronsäuerling" bedarf noch einer näheren Erläuterung. Wir wollen diese auch zugleich mit einer Betrachtung des Quellchemismus im allgemeinen verbinden, um die später wiedergegebenen Analysen der Gleichenberger Heilquellen auch richtig lesen und die

Bedeutung der einzelnen Stäbe in der Analysentabelle verstehen zu können.

Das Beiwort „hypotonisch" kennzeichnet die Größenordnung der im Heilwasser gelösten Stoffmenge, ist also ein Begriff für die Konzentration. Als Bezugspunkt für die Konzentrationsskala stützt man sich dabei auf die Menge der im Blut und in den Körpersäften des Menschen vorhandenen Salze, richtiger gesagt auf die von diesen ausgeübte wasseranziehende Kraft oder den osmotischen Druck. Der osmotische Druck des menschlichen Blutes und der Körpersäfte ist gleich jenem einer Kochsalzlösung von 0,9 %, das ist also eine Kochsalzlösung, welche 0,9 g Kochsalz in 100 cm³ oder 9 g Kochsalz im Liter oder Kilogramm Wasser enthält; man bezeichnet sie deshalb auch als vom „gleichen Druck" wie das Blut oder isotonisch. Nun übt zwar eine wässerige Lösung anderer Stoffe, von denen gerade 9 g im Liter oder Kilogramm enthalten sind, nicht gerade den gleichen osmotischen Druck aus wie eine Lösung von 9 g Kochsalz in einem Kilogramm Wasser, der Unterschied ist aber nicht sehr groß; man kann daher für praktische Zwecke sagen, daß eine Mineral-Quelle mit 9 g festen gelösten Bestandteilen im Kilogramm mit dem Blut oder den Körpersäften des Menschen „isotonisch" ist. Nun kommen in der Natur natürlich höchst selten Mineralquellen vor, welche gerade genau 9 g feste Bestandteile im Kilogramm Wasser enthalten, so daß man gewisse kleine Abweichungen nach oben und nach unten zulassen muß; es hat sich daher eingebürgert, Mineralwässer mit einer Konzentration zwischen 8 und 10 g gelöster fester Bestandteile im Kilogramm als isotonische Mineralwässer zu bezeichnen. Liegt die Menge der gelösten festen Stoffe unter 8 g im Kilogramm, so ist der osmotische Druck des Heilwassers kleiner als der des Blutes oder der Körpersäfte und man spricht in diesem Falle von einer hypotonischen Mineralquelle. Wässer, welche allerdings weniger als 1 g feste Bestandteile im Kilogramm gelöst enthalten, werden nicht mehr als Mineralwässer angesehen, wenn sie nicht irgend einen markanten und besonders wirksamen Bestandteil, wie etwa radioaktive Stoffe, enthalten oder andere bemerkenswerte Eigenschaften aufweisen; das Konzentrationsbereich hypotonischer Mineralwässer reicht daher von 1 bis 8 g fester gelöster Stoffe im Kilogramm, während man unter 1 g von akratischer Konzentration spricht. Liegt umgekehrt ein höherer Gehalt an gelösten festen Stoffen als 8 g im Kilogramm vor, so werden solche Wässer wegen des höheren osmotischen Druckes gegenüber dem menschlichen Blut hypertonische Mineralquellen genannt. Im folgenden seien einige Beispiele angeführt. Zu den akratischen Wässern (Stoffgehalt unter 1 g pro Kilogramm) gehören alle Trinkwässer, das Bach-, Fluß- und Teichwasser, ferner die als „Wildbäder" bezeichneten, schwach mineralisierten Heilquellen, wie z. B. die hochradioaktiven Thermen von Bad-gastein. Zu den hypotonischen Mineralwässern (Stoffgehalt 1 bis 8 g pro Kilogramm) sind eine sehr große Anzahl von Heilquellen zu rechnen, darunter auch die Quellen von Bad Gleichenberg. Mit der nächsthöheren Konzentrationsstufe (Stoffgehalt 8 bis 10 g pro Kilogramm) schließen sich dann fast alle übrigen Heilwässer als isotonische Mineralquellen an. Zu den hypertonischen Wässern (Stoffgehalt über 10 g pro Kilogramm) gehören einzelne besonders stark mineralisierte Heilquellen, das Wasser der Meere und Ozeane und schließlich die in Salzbergwerken durch Auslaugen gewonnenen Salzsolen.

Ist uns durch diese Ausführungen das Beiwort „hypotonisch" klar geworden, so müssen wir uns nun dem Begriff des „Natronsäuerlings" zuwenden. Eigentlich sind in diesem sogar zwei Begriffe versteckt, der einer Natronquelle und der eines Säuerlings. Das Wesen eines Säuerlings ist leicht zu erklären: man versteht darunter eine Heilquelle, welche mindestens 1 g freie Kohlensäure (chemisch richtiger: freies Kohlendioxyd, CO_2) im Kilogramm Mineralwasser enthält. Das ist, wie die später folgenden Analysentabellen zeigen, bei allen Heilquellen von Bad Gleichenberg der Fall. Um aber zum Wesentlichen einer Natronquelle vorzudringen, müssen wir uns kurz mit den Vorgängen befassen, die sich beim Auflösen von Salzen in Wasser vollziehen.

Werfen wir z. B. je einen Löffel voll von gewöhnlichem Kochsalz oder Natriumchlorid (NaCl), weiters von Bittersalz oder Magnesiumsulfat ($MgSO_4$) und schließlich von sogenanntem Speisesoda oder Natriumhydrokarbonat ($NaHCO_3$) in ein Gefäß mit Wasser, so haben wir auf diese Weise eine klare Lösung, ein künstliches Mineralwasser, hergestellt, in dem aber eigenartigerweise die eingeworfenen Salze gar nicht mehr vorhanden sind. Beim Lösungsvorgang haben sich nämlich die kleinsten Teilchen der Salze, die Moleküle, in elektrisch geladene Atome oder Atomgruppen aufgespalten, ein Vorgang, den man elektrolytische Dissoziation nennt, während die neu entstandenen Ladungsträger als Ionen bezeichnet werden. An Stelle des Kochsalzes sind also in unserer Lösung jetzt Natrium-Ionen (Na^+) und Chlor-Ionen (Cl^-) vorhanden, an Stelle des Magnesiumsulfates nun Magnesium-Ionen (Mg^{++}) und Sulfat-Ionen (SO_4^{--}), an Stelle des Natriumhydrokarbonates schließlich wieder Natrium-Ionen (Na^+) und Hydrokarbonat-Ionen (HCO_3^-). Genau das gleiche geschieht, wenn Wasser in der Natur die Bestandteile der durchsetzten Gesteinsschichten löst und in sich aufnimmt; auch natürliche Mineralwässer sind also ionisierte Lösungen. Wenn nun der Chemiker ein solches Mineralwasser analysiert, so findet er nur die einzelnen Ionen, aber nicht mehr die Salze, welche ursprünglich die Ionen durch Molekülspaltung geliefert hatten. Neuzeitliche Analysentabellen geben daher nur die gefundenen Ionen an, ohne diese künstlich zu Salzen zusammenzusetzen. Wohl kann man natürlich beim Vorherrschen von Natrium- und Chlorionen vermuten, daß diese Ladungsträger durch Auflösen von Kochsalz entstanden sein werden; man muß aber dabei doch vorsichtig sein, denn in unserem Beispiel des künstlichen Mineralwassers aus NaCl, $MgSO_4$ und $NaHCO_3$ können die Natrium-Ionen ja sowohl vom Kochsalz (NaCl) als auch vom Natriumhydrokarbonat ($NaHCO_3$) abstammen.

Aus diesen Überlegungen läßt sich aber noch einiges weitere ersehen. So können wir u. a. bemerken, daß alle Metall-Ionen (Na^+, Mg^{++}) eine positive Ladung tragen, und dies gilt auch für die sonstigen, in Heilquellen vorkommenden Metalle, wie Kalium, Kalzium, Strontium, Eisen, Mangan, Aluminium usw; die Säurereste dagegen (Cl^- aus einem Chlorid, d. i. ein Salz der Salzsäure, weiters SO_4^{--} aus einem Sulfat, d. i. ein Salz der Schwefelsäure, und schließlich HCO_3^- aus einem Hydrokarbonat, d. i. ein Salz der Kohlensäure) und ebenso die sonstigen, in Mineralwässern auftretenden Säurereste (Brom aus Bromiden, Jod aus Jodiden, Nitrat oder Phosphat) haben eine negative Ladung. Nun gilt bekanntlich das Gesetz, daß elektrisch entgegengesetzte Ladungen sich anziehen; diese Anziehungskraft bindet einerseits die Metall-Ionen und die Säurereste im Molekül aneinander, bewirkt aber auch anderseits, daß in einem künstlich errichteten elektrischen Feld die positiven Metall-Ionen zur negativen Elektrode (Kathode) und die negativen Säurerest-Ionen zur positiven Elektrode (Anode) wandern müssen; man nennt die ersteren daher auch Kationen, die letzteren Anionen, und so ist es erklärlich, daß in den Analysentabellen alle Metalle unter der Überschrift „Kationen" und alle Säurereste unter der Rubrik „Anionen" untereinandergestellt sind. Wir sehen aus unserem Beispiel aber auch noch, daß offenbar die einzelnen Ionen verschieden viele Ladungseinheiten tragen müssen: Natrium-Ion (Na^+), Chlor-Ion (Cl^-) oder Hydrokarbonat-Ion (HCO_3^-) werden jeweils immer nur mit einem $+$ oder einem $-$ gekennzeichnet, während Magnesium-Ion (Mg^{++}) oder Sulfat-Ion (SO_4^{--}) zwei Ladungszeichen besitzen. Man nennt die jeweils an einem bestimmten Ion vorhandene, von seinen Eigenschaften bestimmte Zahl der Ladungseinheiten auch die Wertigkeit des betreffenden Ions und sagt daher, daß Na^+, Cl^-, HCO_3^- einwertig, Mg^{++} oder SO_4^{--} jedoch zweiwertig sind. Auch die Wertigkeit wird in den Analysentabellen bei den Ionen angegeben, doch kennzeichnet man sie zwecks drucktechnischer Vereinfachung nicht mit $+$ und $-$, sondern fügt bei den Kationen eine entsprechende Zahl von Punkten, bei den Anionen aber eine entsprechende Zahl von Strichen bei. So bedeuten $Na^{\cdot}$ oder $Mg^{\cdot\cdot}$ das einwertige Natrium- bzw. das zweiwertige Magnesium-Ion, während Cl' oder SO_4'' das einwertige Chlor- bzw. das zweiwertige Sulfat-Ion versinnbildlichen. Dementsprechend würde $Al^{\cdot\cdot\cdot}$ das dreiwertige Aluminium-Ion bedeuten, das wie bei allen Metallen ein Kation ist. Diese Ionenwertigkeit hat für die Berechnung der Äquivalentzahlen in den Analysentabellen Bedeutung, weshalb wir auf sie später nochmals zurückkommen müssen.

Aus den Gesteinen der Erdrinde lösen die Wässer vor allem die Kationen Natrium, Kalzium und Magnesium sowie die Anionen Chlorid, Sulfat und Hydrokarbonat; diese stellen also die „banalen" Grundstoffe dar, die in allen Heilwässern zumindestens enthalten sind, allerdings in jeweils verschiedener Menge, je nach dem Gestein, aus dem die Wässer kommen. Ein Ionenpaar — ein Metall-Kation und ein Säurerest-Anion — wird daher jeweils in einem bestimmten Heilwasser überwiegen und bedingt damit den chemischen Hauptcharakter der Quelle, zu welchem nach den anderen selteneren Bestandteilen, wie Radiumemanation, Kohlensäure, Eisen usw., noch ein zusätzlicher Nebencharakter kommen kann, wenn diese Zusatzstoffe gewisse, durch Vereinbarung festgelegte Minimalwerte überschreiten. Den Minimalwert für die Kohlensäure haben wir früher schon mit 1 g je Kilogramm Heilwasser kennengelernt. Finden wir nun bei Untersuchung des Hauptcharakters einer Quelle ein Vorherrschen von Natrium-Ionen einerseits, von Chlor-Ionen anderseits, so könnte ein solches Wasser durch Auflösung von Kochsalz entstanden sein und wir nennen es daher kurzweg „Kochsalzquelle". Überwiegen Natrium- und Sulfat-Ionen, so spricht man von einer „Glaubersalzquelle", sind Natrium und Hydrokarbonat im Überschuß, von einer „Natronquelle", wie es gerade bei den Heilwässern von Bad Gleichenberg der Fall ist. Vorherrschen von Kalzium-Ionen und Hydrokarbonat-Ionen ergibt eine „Kalkquelle", Überwiegen von Magnesium-Ionen und Sulfat-Ionen eine „Bittersalzquelle" usw. Damit ist nun die Kennzeichnung des Gleichenberger Heilwassers als „hypotonischer Natronsäuerling" verständlich: es handelt sich also um eine Natronquelle mit dem Nebencharakter eines Säuerlings und einer Konzentration der gelösten festen Stoffe zwischen 1 und 8 g auf das Kilogramm des Heilwassers.

Um zu einer solchen Einordnung einer Heilquelle zu gelangen, ist also eine meist recht umfangreiche chemische Analyse des Wassers notwendig, wie sie in den folgenden Seiten auch für die Heilquellen von Bad Gleichenberg wiedergegeben ist. Eine derartige Analysentabelle enthält zunächst im linken (ersten) Stab die vom Chemiker festgestellten Ionen, und zwar, wie schon erwähnt, zuerst die Kationen und dann die Anionen untereinandergereiht. Im zweiten Stab sind dann die gefundenen absoluten Mengen der betreffenden Ionen unter der Überschrift „Gramm" angeführt. Zur Beurteilung der chemischen Zusammensetzung des Wassers brauchen wir allerdings noch Anhaltspunkte für das mengenmäßige Verhältnis der einzelnen Bestandteile zueinander; dafür ist nicht das absolute Gewicht aller Ionen gleicher Art entscheidend, sondern das Verhältnis der Ionenzahlen. Dieses ergibt sich erst, wenn wir das Ionengewicht in Rechnung stellen. Es ist dies genau so, wie wenn wir in einem Sack ein Gemisch von Kugeln aus Hollundermark und Blei beisammen hätten; die Angabe, daß soundso viele Gramme Hollundermark-Kugeln und soundso viele Gramme Blei-Kugeln enthalten sind, würde uns über das Verhältnis der beiden Kugelsorten so lange nichts aussagen, als wir nicht das Gewicht der verschiedenen Kugelarten berücksichtigen. Das gleiche hat auch der Chemiker durchzuführen, der zu diesem Zweck die gefundenen Absolutgewichte der einzelnen Bestandteile bei atomaren Ionen (z. B. Na, Mg, Cl usw.) durch das Atomgewicht, bei zusammengesetzten Ionen (z. B. SO_4, HCO_3 usw.) durch die Atomgewichtssumme (z. B. $SO_4 = 32 + 4 \times 16 = 96$) zu dividieren hat. Die so erhaltene Zahl wird abgekürzt als „Mol" bezeichnet; da die Absolutgewichte der Bestandteile meist unter einem Gramm liegen oder nur wenige Gramm ausmachen, würde man dabei allerdings unpraktisch kleine Zahlen erhalten, weshalb man für diese Rechnung die absoluten Mengen der Bestandteile in M i l l i grammen ausdrückt und damit zu einer 1000mal größeren Zahl gelangt, die „Millimol" genannt wird. So kommt der dritte Stab der Analysentabelle mit der Überschrift „Millimol" zustande, der uns jetzt richtig das Ionenverhältnis vorführt. Aber auch damit dürfen wir noch nicht zufrieden sein. Die biologische Wirkung der in Heilwässern enthaltenen Ionen geht ja auf deren chemische und physikalisch-chemische Wirkung zurück, bei welcher die Ionenwertigkeit (vergl. S. 23) eine entscheidende Rolle spielt. Ein zweiwertiges Ion vermag ja doppelt zu binden, ein dreiwertiges sogar dreimal gegenüber einem einwertigen. Um also die Reaktionsfähigkeit der Ionen zu erkennen, muß man die Millimolwerte noch mit der Wertigkeit multiplizieren und kommt zu einer Vergleichszahl, die abgekürzt als „Millival" bezeichnet wird; so ergibt sich der vierte Stab einer Analysentabelle, der mit „Millival" überschrieben ist. Bei den einwertigen Ionen sind Millimol und Millival natürlich identisch. War die Analyse wirklich vollständig, das heißt sind vom Chemiker alle Kationen und alle Anionen erfaßt worden, so muß jetzt die Millivalsumme aller Metalle und die Millivalsumme aller Säurereste einander gleich sein; denn die Millival-Werte drücken ja die Bindungsfähigkeit der Ionen aus und im Mineralwasser müssen sich ja die beiden durch Ionisierung der gelösten Salze entstandenen Komponenten (Metalle und Säurereste) die Waage halten. Mit diesem vierten Stab könnte man nun schon zufrieden sein, denn er zeigt schon alles Wesentliche. Um aber schnell das Vorherrschen bestimmter Ionenwirkungen zu überblicken, ist es empfehlenswert, noch das Verhältnis der einzelnen Bindungskräfte in Prozenten auszudrücken. So wird uns zwar im früher erwähnten Kugelbeispiel schon die Angabe nützlich sein, daß beispielsweise 960 Hollundermark-Kugeln und 2040 Blei-Kugeln im Sack vorhanden waren; wenn wir aber durch weitere Rechnung feststellen, daß die Hollundermark-Kugeln 32 % und die Blei-Kugeln 68 % ausmachen, so ist dies nicht bloß viel anschaulicher, sondern erleichtert den Vergleich mit einem zweiten Kugelsack mit anderer Kugelmischung natürlich ungemein. Man setzt deshalb auch bei einer Heilquellenanalyse die Millivalsumme gleich 100 und drückt die Millivale für jedes einzelne Ion in Prozenten aus. So entsteht endlich der fünfte Stab jeder Analysentabelle, der unter der Überschrift „Äquival.%" sofort erkennen läßt, welche Ionenwirkungen vorherrschen und besonders effektvoll sein werden. In den später wiedergegebenen Analysen der G l e i c h e n b e r g e r Heilquellen bemerken wir jetzt im Stab „Äquival.%" sofort, daß unter den Kationen das Natrium-Ion und unter den Anionen das Hydrokarbonat-Ion überwiegt, wodurch sich diese Mineralwässer eben als „Natron-Quellen" kennzeichnen.

Allerdings enthalten Heilwässer auch Verbindungen, die nicht die Fähigkeit zu elektrolytischer Dissoziation haben, die also nicht in Ionenform, sondern als Moleküle gelöst sind; dazu gehören die Kieselsäure, die Metaborsäure u. a. Stoffe. Von diesen wird nur die absolute Menge bestimmt und der Millimol-Wert ausgerechnet; diese Stoffe fügt man nach den Anionen unten an und bildet schließlich die Summe aller gelösten festen Bestandteile. Enthält ein Heilwasser noch ein gelöstes Gas, wie z. B. Kohlendioxyd, so wird schließlich auch dieses noch der Schlußsumme angefügt und damit die Gesamtmenge aller überhaupt gelösten Stoffe erhalten. Bei den Heilquellen von Bad Gleichenberg findet man dann, daß die Gewichtsmengen von Kohlendioxyd pro Kilogramm Mineralwasser stets mehr als 1 g ausmachen, womit der Nebencharakter der „Natron-Quellen" als Säuerling festgestellt ist.

Über die früheren Untersuchungen des Gleichenberger Heilwassers berichtet eine Veröffentlichung von K o t t o - w i t z (1847) sowie die Schrift des Johannis-Brunnen-Aktienvereines (1937); die neuesten Analysen werden später in der Originalfassung gebracht. Von älteren Werken über den Kurort sei hier noch auf die Bücher von I v á n d i (1880), C l a r (1886) und H ö f f i n g e r (1892) verwiesen.

1. Der Johannis-Brunnen.

Die erste Analyse des südlich vom Kurort gelegenen Johannis-Brunnens stammt aus dem Jahre 1818 von Prof. Doktor S c h r ö t t e r. Von diesem liegt zugleich auch die erste wissenschaftlich exakte Arbeit über die Quellen von Bad Gleichenberg in Form der Dissertation des Dr. P o t p e s c h - n i g g vom Jahre 1830 vor. Der Autor gibt zunächst einen geschichtlichen Überblick und eine genaue Ortsbeschreibung des Johannis-Brunnens, weiter führt er eine Unmenge von Krankheiten an, für welche diese Quelle eine nahezu wunderkräftige Wirkung zeigt. P o t p e s c h n i g g vergleicht unseren Johannis-Brunnen mit dem Säuerling von Selters, welcher sich zur damaligen Zeit großer Wertschätzung erfreute, und stellt fest, daß ersterer sogar die Heilwirkung von Selters übertrifft, was auch die „Erfahrungen der berühmtesten und allgemein hochgeachtetsten Herren Ärzte" der damaligen Zeit bestätigten. 1869 folgte dann eine weitere Analyse von J. G o t t l i e b und schließlich 1939 die letzte, hier in der Originalfassung wiedergegebene Untersuchung des Brunnens.

Letzte Analyse des Johannis-Brunnens.

Analytiker: Chemisches und Medizinisch-Chemisches Institut der Universität Graz (Dozent Dr. Franz Hölzl und Prof. Dr. Hans Lieb).

Tag der Probenahme: 3. Juni 1939.

Entnahmestelle:

Die Proben wurden an der vierteiligen Abfüllvorrichtung $2 - 2^1/_2$ m unter gewachsenem Boden dem ständig ausfließenden Wasser (Quellenüberlauf) entnommen. Der Johannis-Brunnen entspringt etwa 9 km

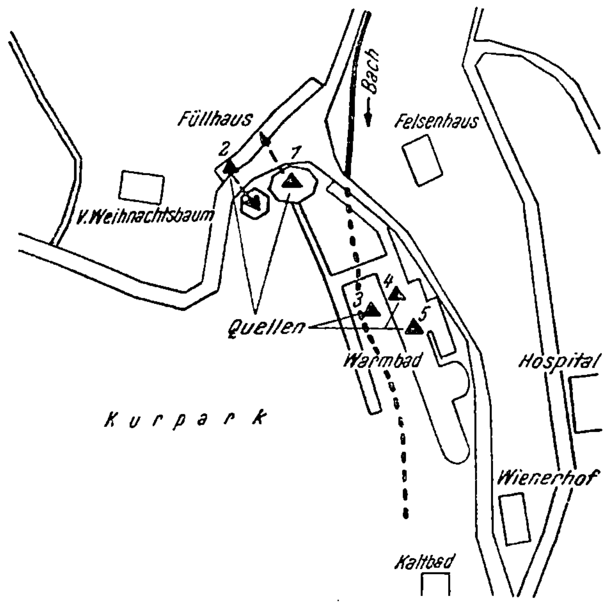

Abb. 2. Lage der Quellaustritte in Bad Gleichenberg.

1 Konstantin-Quelle; *2* Emma-Quelle; *3* bis *5* Badhaus-Quellen, und zwar *3* Maria-Theresien-Quelle, *4* Werlé-Quelle, *5* Römer-Brunnen.

südlich von Gleichenberg in der Nähe der Fahrstraße, dort, wo nach Süden und Westen das Flachland durch die nach Osten streichende Hügelkette von Straden abgegrenzt wird, ca. 250 m über dem NN. Die Quelle wird durch einen 3,5 m tiefen Schacht von 1 m Durchmesser gefaßt, der nach oben durch eine Kupferglocke dicht abgeschlossen wird. Aus diesem Schacht wird das Wasser durch eine kurze, kupferne Rohrleitung von 5,7 cm Durchmesser zur dicht daneben, einige Meter tiefer gelegenen Füllstelle geleitet. Der Wasseraustritt erfolgt durch die vierteilige Abfüllvorrichtung sowie durch ein zweites Kupferrohr für das Überwasser.

Quellenfassung und Abfüllraum werden von einem ebenerdigen Ziegelbau überdeckt, der zum Schutze des Brunnens und als Lagerraum dient.

Schüttung (am Überlauf der Quelle gemessen): 20,83 l in der Minute oder rund 300 hl in 24 Stunden.

Sinnesprüfung:

Das Wasser der Quelle war bei der Probenahme klar und farblos, frei von unangenehmem Geruch und zeichnete sich durch einen angenehmen, erfrischenden Geschmack aus.

Physikalisch-Chemische Untersuchung:

Temperatur der überlaufenden Quelle: 11,4° C

Lufttemperatur im Füllraum: 17° C

Lufttemperatur im Freien: 19° C

Luftdruck: 751 mm Hg

Reaktionsgrad (gemessen mit der Chinhydronelektrode): $P_H = 6,30$

Spezifisches Gewicht: 1,0038 (bei 20° C).

Chemische Untersuchung:.

In 1000 g des Mineralwassers sind enthalten:

Kationen	Gramm	Millimol	Millival	Äquival.%
Kalium K·	0,0423	1,0819	1,0819	1,587
Natrium Na·	1,0595	46,0722	46,0722	67,606
Ammonium NH_4·	0,0072	0,3991	0,3991	0,586
Kalzium Ca··	0,2021	5,0424	10,0848	14,798
Barium Ba··	0,0012	0,0087	0,0174	0,026
Strontium Sr··	0,0046	0,0525	0,1050	0,154
Magnesium Mg··	0,1218	5,0083	10,0166	14,698
Eisen als Fe··	0,0087	0,1558	0,3116	0,457
Mangan Mn··	0,00012	0,0022	0,0044	0,006
Aluminium Al···	0,0005	0,0185	0,0555	0,082
	1,44802	57,8416	68,1485	100,000
Anionen				
Chlor Cl'	0,3116	8,9292	8,9292	13,102
Brom Br'	0,0012	0,0150	0,0150	0,022
Jod J'	0,00018	0,0014	0,0014	0,002
Nitrat NO_3'	0,00093	0,0150	0,0150	0,022
Sulfat SO_4''	0,0011	0,0114	0,0228	0,034
Hydrophosphat HPO_4''	0,00031	0,0032	0,0064	0,009
Hydrokarbonat HCO_3'	3,60925	59,1587	59,1587	86,809
	5,37759	125,9755	68,1485	100,000
Kieselsäure H_2SiO_3	0,03475	0,4451		
Borsäure HBO_2 (meta)	0,00167	0,0381		
Summe der festen Stoffe	5,41401			
Freies Kohlendioxyd CO_2	2,2872	51,9825		
Summe aller gel. Stoffe	7,70121	178,4412		

Außerdem enthält das Wasser Spuren organischer Substanzen.

Am selben Tage wurde an der Quelle das durch die organischen Substanzen bedingte Reduktionsvermögen bestimmt. Es betrug 2,235 mg Kaliumpermanganat für 1000 g Quellwasser.

Der Johannis-Brunnen enthält an gelösten festen Bestandteilen 5,41401 g in 1000 g und zeichnet sich durch einen sehr hohen Gehalt an freier und halbgebundener Kohlensäure aus (2,2872 g CO_2 und 3,60925 g HCO_3 in 1000 g). Unter den Kationen waltet Natrium-Ion mit 67,6 Äquival.% vor. Dann folgen die Erdmetalle Kalzium mit 14,8 Äquival.% und Magnesium mit 14,7 Äquival.%.

Unter den Anionen folgt nach dem Hydrokarbonat-Ion mit 86,8 Äquival.%, das Chlor-Ion mit 13,1 Äquival.%. Hervorzuheben ist der geringe Gehalt an Sulfat-Ion (0,934 Äquival.%). Brom- und Jod-Ion sind nur in Spuren vorhanden (1,2 mg Br und 0,18 mg J in 1000 g).

2. Die Konstantin-Quelle.

Die Konstantin-Quelle oder Sulzleiten-Quelle (Lage: Abb. 2), wie sie früher hieß, wurde 1772 erstmalig von G l e i ß n e r untersucht und zum Gebrauche empfohlen. 1775 wurde diese Quelle von Dr. F r a u e n b e r g an Ort und Stelle für Heilzwecke verwendet. 1835 erfolgte die Namensänderung von Sulzleiten-Quelle in Konstantin-Quelle zu Ehren des G r ü n - d e r s unseres Heilbades, des Grafen Konstantin v. W i k - k e n b u r g, damaligem Gouverneur der Steiermark. Im gleichen Jahre folgte eine Analyse durch Prof. S c h r ö t t e r, 1895 eine von Prof. E. L u d w i g und R. v. Z e y n e k.

Letzte Analyse der Konstantin-Quelle:
Analytiker: Chemisches und Medizinisch-Chemisches Institut der Universität Graz (Dozent Dr. Franz Hölzl und Prof. Dr. Hans Lieb).
Tag der Probenahme: 3. Juni 1939.
Entnahmestelle:
Brunnenpavillon im Zentrum des Kurortes 280 Meter über dem Meeresspiegel. Die Quelle ist in einem gemauerten Betonschacht von 7 m Tiefe und 1 m Durchmesser gefaßt. Der Schacht geht eben in einen mächtigen Brunnenkranz aus Naturstein über, der den gewachsenen Boden im Brunnenpavillon etwa $^1/_2$ m überragt. Dieser Boden ist von der Straße über einige abwärts führende Stufen zu erreichen und liegt etwa 1 m tiefer als diese. Der Schacht ist durch eine kupferne Platte innerhalb des Brunnenkranzes abgedeckt. Das Überwasser tritt durch eine kurze Röhre etwas unter Bodenhöhe in ein kleines, vertieftes Sammelbecken, von wo es durch eine Rohrleitung abgeführt und für Badezwecke verwendet wird. Das zum Trinken verwendete Wasser wird mittels eines elektrisch betriebenen Pumpwerkes in das auf der anderen Straßenseite etwas höher gelegene Füllhaus geleitet und dort in Flaschen abgefüllt.

Schüttung (am Überlauf der Quelle gemessen): 4 — 5 l in der **Minute**, d. s. rund 60 — 70 hl in 24 Stunden.

Sinnesprüfung:

Das Wasser der Quelle war farblos, frei von unangenehmen Geruchstoffen, hatte einen angenehmen, milden Geschmack.

Physikalisch-Chemische Untersuchung:

Temperatur der überlaufenden Quelle: 15,8° C.

Lufttemperatur: 20,0° C.

Luftdruck: 756 mm Hg

Reaktionsgrad (gemessen mit der Chinhydronelektrode): $P_H = 6{,}38$

Spezifisches Gewicht 1,0059, bei 20° C.

Chemische Untersuchung:

In 1000 g des Mineralwassers sind enthalten:

Kationen	Gramm	Millimol	Millival	Äquival.%
Kalium K·	0,0376	0,9617	0,9617	0,97
Natrium Na·	1,8584	80,8100	80,8100	81,24
Ammonium NH₄·	0,0041	0,2273	0,2273	0,23
Kalzium Ca··	0,1385	3,4556	6,9112	6,95
Strontium Sr··	0,0038	0,0434	0,0868	0,09
Magnesium Mg··	0,1259	5,1769	10,3538	10,41
Eisen als Fe··	0,0027	0,0484	0,0968	0,10
Mangan Mn··	0,00014	0,0025	0,0050	0,005
Aluminium Al···	0,0001	0,0037	0,0111	0,01
	2,17124		99,4637	100,00
Anionen				
Chlor Cl'	1,0923	30,8064	30,8064	30,97
Brom Br'	0,0021	0,0268	0,0268	0,03
Jod J'	0,00040	0,0032	0,0032	0,003
Nitrat NO₃'	0,00047	0,0076	0,0076	0,01
Sulfat SO₄"	0,0567	0,5903	1,1806	1,19
Hydrophosphat HPO₄"	0,00083	0,0086	0,0172	0,02
Hydrokarbonat HCO₃'	4,1134	67,4219	67,4219	67,78
	7,43744	189,5943	99,4637	100,00
Kieselsäure H₂SiO₃	0,0839	1,0745		
Borsäure (meta) HBO₂	0,00214	0,0488		
Summe der festen Stoffe	7,52348	190,7176		
Freies Kohlendioxyd CO₂	1,9104	43,4180		
Summe der gelöst. Stoffe	9,43388	234,1356		

Außerdem enthält das Wasser Spuren organischer Substanzen.

Am selben Tage wurde an der Quelle das durch die organischen Substanzen bedingte Reduktionsvermögen bestimmt. Es betrug 1,602 mg Kaliumpermanganat für 1000 g Quellwasser.

Die Konstantin-Quelle enthält an gelösten festen Bestandteilen 7,52348 g in 1000 g Wasser und zeichnet sich durch einen sehr hohen Gehalt an freier und halbgebundener Kohlensäure (Hydrokarbonat HCO₃', 67,78 %) aus.

Unter den Kationen waltet Natrium-Ion (81,24 Äquival.%) entschieden vor, dann folgen Magnesium- (10,41 Äquival.%) und Kalzium-Ion (6,95 Äquival.%). Unter den Anionen folgt nach dem Hydrokarbonat-Ion das Chlor-Ion mit rund 31 Äquival.%. Sulfat-Ion tritt stark zurück (1,19 Äquival.%). Brom- und Jod-Ion sind nur in sehr geringer Menge enthalten (2,1 mg bzw. 0,4 mg in 1000 g).

Die Radioaktivität beträgt nach Untersuchungen von Benndorf und Vellik (1907) 5,7 ME = rund 2,1 mμC/l.

3. Die Emma-Quelle.

Nur 23 Meter vom Austritt der Konstantin-Quelle entfernt, gelangt die Emma-Quelle (Lage: Abb. 2) zur Erdoberfläche, und zwar an der Stelle, an der sich das Füllhaus befindet; sie wird von dort durch eine Abzweigleitung zum Brunnentempel geleitet. Sie entspringt aus dem Trachytfelsen des Praterwaldes und wurde durch Abteufung eines Bohrloches von 2,33 Meter Tiefe erschlossen. Aus dem Jahre 1835 liegen nur einige Angaben über ihren Chemismus vor, der dem der Konstantin-Quelle gleichgestellt wird; der Jodgeruch wird aber besonders betont. Im Jahre 1896 erfolgte dann eine richtige Analyse durch E. Ludwig, A. Smita und R. v. Zeynek.

Letzte Analyse der Emma-Quelle:
Analytiker: Chemisches und Medizinisch-Chemisches Institut der Universität Graz (Dozent Dr. Franz Hölzl und Prof. Dr. Hans Lieb).
Tag der Probenahme: 3. Juni 1939.
Entnahmestelle:
Im Füllhaus aus der vom Brunnenschacht nur einige Meter lang geführten Rohrleitung. Die Proben zur Bestimmung des spezifischen Gewichtes und der Gesamtkohlensäure wurden unmittelbar dem Brunnenschacht entnommen. Die Quelle wird durch einen 2,6 m tiefen Betonschacht von 26 cm Durchmesser erfaßt. Der Schacht ist durch eine versenkte, abnehmbare Glasplatte und darüber eine Eisenplatte abgedeckt und endet ohne Brunnenkranz eben mit dem Zementfußboden der Quellenkammer. Diese liegt zu ebener Erde im Füllhaus, dessen Boden etwa 1 m über der vorne vorbeiführenden Straße.
Schüttung (gemessen am Ausflußrohr im Füllraum): 0,845 l in der Minute, d. s. 12,2 hl in 24 Stunden.
Sinnesprüfung:
Das Wasser der Quelle war zur Zeit der Probenahme klar, farblos, frei von unangenehmem Geruch und zeigte einen angenehmen,

milden Geschmack. Auch nach sechsstündigem Stehen in verschlossenen Flaschen war noch keine Änderung zu bemerken.

Physikalisch-Chemische Untersuchung:

Temperatur der überlaufenden Quelle: 14,3° C
Lufttemperatur im Quellraum: 16,6° C
Luftdruck: 756 mm
Reaktionsgrad (gemessen mit der Chinhydronelektrode): $P_H = 6{,}30$

Chemische Untersuchung:

Spezifisches Gewicht: 1,0035, bei 20,2° C.
In 1000 g des Mineralwassers sind enthalten:

Kationen	Gramm	Millimol	Millival	Äquival.%
Kalium K·	0,0401	1,0257	1,0257	1,51
Natrium Na·	1,2210	53,0950	53,0950	77,94
Ammonium NH₄·	0,00137	0,0760	0,0760	0,11
Kalzium Ca··	0,1172	2,9241	5,8482	8,58
Strontium Sr··	0,00193	0,0220	0,0440	0,06
Magnesium Mg··	0,09611	3,9519	7,9038	11,60
Eisen als Fe··	0,00208	0,03725	0,0745	0,11
Mangan Mn··	0,00015	0,0027	0,0054	0,01
Aluminium Al···	0,0005	0,01853	0,0556	0,08
	1,48044		68,1282	100,00
Anionen				
Chlor Cl'	0,71693	20,2200	20,2200	29,68
Brom Br'	0,00251	0,0314	0,0314	0,05
Jod J'	0,00027	0,0021	0,0021	0,003
Nitrat NO₃'	0,00054	0,0087	0,0087	0,01
Sulfat SO₄''	0,07743	0,8061	1,6122	2,37
Hydrophosphat HPO₄''	0,00067	0,0070	0,0140	0,02
Hydrokarbonat HCO₃''	2,82112	46,2398	46,2398	67,87
	5,09991	128,46828	68,1282	100,00
Kieselsäure H₂SiO₃	0,07977	1,0218		
Borsäure (meta) HBO₂	0,00199	0,0454		
Summe der festen Stoffe	5,18167	129,53548		
Freies Kohlendioxyd CO₂	2,0526	46,6511		
Summe der gelöst. Stoffe	7,23427	176,18658		

Außerdem enthält das Wasser Spuren organischer Substanzen.

Am selben Tage wurde an der Quelle das durch die organischen Substanzen bedingte Reduktionsvermögen bestimmt. Es betrug 1,291 mg Kaliumpermanganat für 1000 g Quellwasser.

Die Emma-Quelle enthält an gelösten festen Bestandteilen 5,18 g in 1000 g Wasser und zeichnet sich durch einen hohen Gehalt an freier und halbgebundener Kohlensäure (Hydrokarbonat HCO₃' = 67,87 Äquival.%) aus.

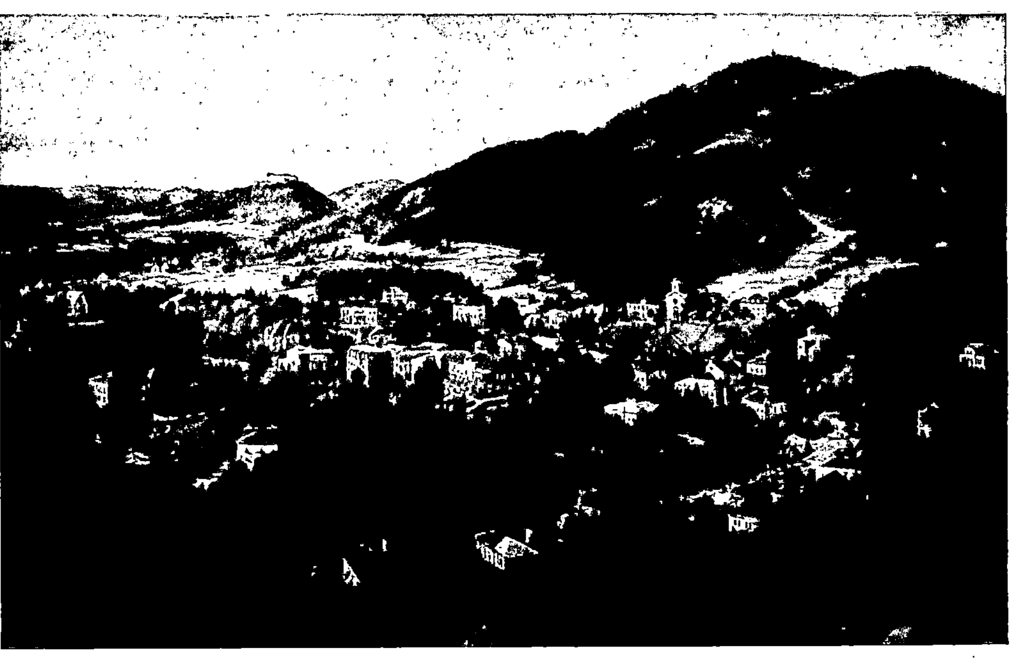

Ansicht von Bad Gleichenberg gegen Norden.

Im Hintergrund Schloß Gleichenberg, im Taleinschnitt rechts vom Schloß die Klausen-Stahl-Quelle, noch weiter rechts die Gleichenberger Kogeln.

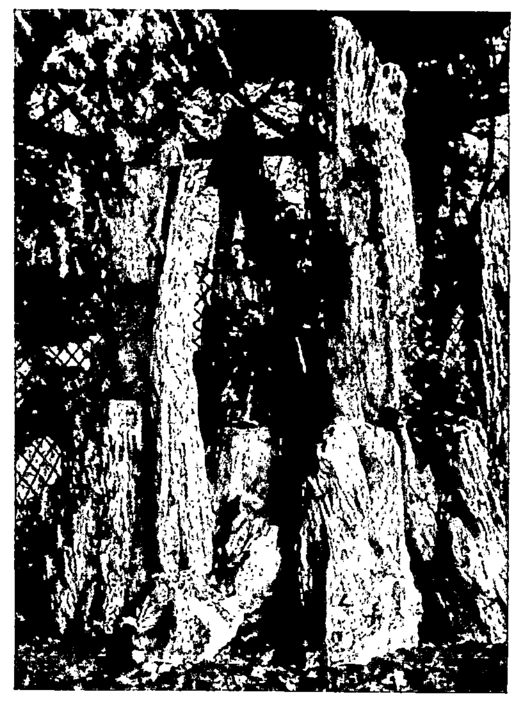

Antike Brunnenfassung

von 1 Meter Durchmesser, 1845 in der heutigen „Römer-Quelle"
aufgefunden, jetzt im Kurpark bei der Villa Max aufgestellt. Am
Grund lagen römische Münzen aus der Zeit von 14—284 n. Chr. sowie
versteinerte Haselnüsse.

Verkieselte Baumstämme

aus dem Mühlsteinbruch. Das Holz ist durch und durch mit
amorpher Kieselsäure imprägniert, die von aufsteigenden Säuerlingen
aus dem Trachytgestein freigesetzt wurde.

Unter den Kationen waltet Natrium-Ion vor (77,94 Äquival.%).
Dann folgen Magnesium- (11,6 Äquival.%) und Kalzium-Ion (8,58 Äquival.%).

Unter den Anionen folgt nach dem Hydrokarbonat-Ion das Chlor-Ion mit 29,68 Äquival.%, während das Sulfat-Ion mengenmäßig stark zurücktritt (2,37 Äquival.%) Brom- und Jod-Ion sind nur in ganz geringer Menge enthalten (2,51 mg Br bzw. 0,27 mg J in 1000 g).

Die Radioaktivität beträgt nach Untersuchungen von Benndorf und Vellik (1907) 8,8 ME = rund 3,2 mμC/l.

4. Die Klausen-Stahl-Quelle.

Die Klausen-Stahl-Quelle entspringt nicht im Kurort selbst, sondern nördlich des Dorfes Gleichenberg (Abb. 4). Sie wurde 1829 von Ritter v. H o l g e r erstmals chemisch untersucht. G l e i ß n e r hat eine von 1772 stammende Beschreibung wiedergegeben und auch als erster auf die Heilwirkung der Quelle hingewiesen. Das Wasser wurde damals in Flaschen abgefüllt und versandt. Dieser Flaschenversand erreichte 1827 unter dem Apotheker F. S a i l l e r, der die Füllung pachtete, eine besondere Blüte. Förster S c h m i e d - h o f e r erbaute dann 1846 in der Nähe der Quelle ein Haus für die Kurgäste, das Haus „Zum Klausnerbrunnen", welches dort den Kranken freundliche Unterkunft bot.

Letzte Analyse der Klausen-Stahl-Quelle

Analytiker: J. Gottlieb, 1864.
Spezifisches Gewicht: 1,00185.
Temperatur: 11,5°C (gleichzeitige Lufttemperatur 22,5°C).
Ergiebigkeit: 28,8 hl in 24 Stunden.
Chemische Untersuchung:
In 1 kg des Mineralwassers sind enthalten:

Kationen	Gramm	Millimol*	Millival	Äquival.%
Kalium K·	0,00315	0,0806	0,0806	5,92
Natrium Na·	0,01084	0,4713	0,4713	34,61
Kalzium Ca··	0,00944	0,2356	0,4712	34,60
Magnesium Mg··	0,00166	0,0682	0,1364	10,02
Ferro Fe··	0,00497	0,0890	0,178	13,07
Aluminium Al···	0,00022	0,0081	0,0243	1,78
			1,362	100,00

* Dieser Stab ist in der Original-Fassung nicht enthalten und wurde zur Angleichung an die bei den anderen Quellen von Bad Gleichenberg angeführten neueren Analysen neu berechnet.

Anionen	Gramm	Millimol*	Millival	Äquival.%
Chlor Cl'	0,00012	0,0034	0,0034	0,25
Sulfat SO_4"	0,01126	0,1172	0,2344	17,22
Hydrophosphat HPO_4"	0,00078	0,0081	0,0162	1,19
Hydrokarbonat HCO_3'	0,06755	1,1074	1,1078	81,34
Kieselsäure (meta) H_2SiO_3	0,1100 0,09256	2,1889	1,362	100,00
Freies Kohlendioxyd CO_2	0,2025 1,86038 2,0629	= 986,4 m3 bei 10,5° C u. 760 mm Druck		

* Dieser Stab ist in der Original-Fassung nicht enthalten und wurde zur Angleichung an die bei den anderen Quellen von Bad Gleichenberg angeführten neueren Analysen neu berechnet.

Die Ionensumme in Millimol ausgedrückt beträgt 2,29, einschließlich Kieselsäure und freiem Kohlendioxyd 45,75.

Daneben Spuren von Strontium, Barium, Mangano-Ionen und organischen Substanzen.

Die Summe der gelösten festen Bestandteile beträgt 0,2 g (akratische Konzentration), wobei Hydrokarbonat-, Natrium- und Kalzium-Ionen vorwalten. Der Gehalt an Ferro-Ion beträgt 5 mg, an freiem Kohlendioxyd 1,86 g.

5. Die Badhaus-Quellen.

Hierunter versteht man jene drei Quellen, die auf der von der Kuranstalt eingenommenen Fläche (Lage: Abb. 2) entspringen; es sind dies: die Maria-Theresien-Quelle, die Werlé-Quelle, der Römer-Brunnen (erstere vor dem Eingang zur Kuranstalt, die beiden andern im Hause selbst). Der Ursprungsort ist vom Auslauf der Konstantin-Quelle rund 100 Meter entfernt.

Sie sind gleich der Konstantin-Quelle hypotonische Natronsäuerlinge; ihr Wasser dient zur Bereitung natürlicher Kohlensäurebäder und wird nicht versendet. Die erste, auch veröffentlichte Analyse stammt von H r u s c h a u e r (1846). Nach der von Dr. P i r s c h im Jahre 1937 vorgenommenen Untersuchung weisen diese Quellen hinsichtlich ihrer Hauptbestandteile fast völlige Übereinstimmung mit der Konstantin-Quelle auf, wie aus der folgenden Gegenüberstellung zu ersehen ist; lediglich der Kohlensäuregehalt zeigt etwas geringere Werte.

Übersicht über die Hauptbestandteile der Badhaus-Quellen und Vergleich mit der Konstantin-Quelle:

	Maria-Theresien-Quelle	Römer-Brunnen	Werlé-Quelle	Konstantin-Quelle
Wassertemperatur:	17° C	15° C	17° C	15,8° C
In 1 kg des Mineralwassers sind enthalten:	Gramm	Gramm	Gramm	Gramm
Kalzium-Ion	0,1440	0,1441	0,1437	0,1437
Magnesium-Ion	0,1260	0,1264	0,1266	0,1223
Chlor-Ion	1,1071	1,1078	1,1042	1,1080
Hydrokarbonat-Ion	3,8060	4,050	4,043	4,053
	5,1831	5,4283	5,4175	5,4270
Freies Kohlendioxyd CO_2	1,968	1,030	1,511	2,040

Die Brunnen sind durchwegs in sechs bis acht Meter tiefen Betonschächten gefaßt, das Wasser wird durch Pumpwerke an die Verbrauchsstellen gefördert.

Die interessanteste unter diesen Quellen ist unstreitig der Römer-Brunnen, der seine Errichtung, wenn auch nicht in seiner heutigen Form, so doch in einer heute noch vorhandenen Fassung nachweisbar den alten Römern verdankt. An jener Stelle, an der sich der Brunnen heute befindet, wurde nämlich beim Bau des Badehauses (1837) eine kleine Quelle entdeckt und vorläufig mit einer behelfsmäßigen Fassung versehen. Als sich später, 1845, erhöhter Bedarf an Mineralwasser ergab, wollte man diese bisher außer Benutzung gestandene Quelle mit heranziehen und sie also zweckmäßig fassen. Bei den Grabarbeiten stieß man nun in vier Meter Tiefe auf einen steinernen Brunnenkranz von einem Meter Durchmesser; weitergrabend gewahrte man, daß diese steinerne Umfassung noch weitere vier Meter in die Tiefe reichte. Am Grunde des Brunnens fand man dann 74 Münzen aus der Zeit des Tiberius bis Numerianus (14 bis 284 n. Chr.) und zwölf versteinerte Haselnüsse (vgl. S. 2). Während die Münzen zweifellos Opfergaben darstellten, ist man bezüglich der Haselnüsse der Meinung, daß damit die Heilkraft des Brunnens angedeutet worden zu sein scheint, indem nach P l i n i u s Haselnüsse, in einer Emulsion bereitet, damals gegen Katarrhe gebraucht wurden.

Die Steine der antiken Fassung sind behauen und an der Innenseite teilweise mit römischen Ziffern versehen; sie wurden später in der nachgebildeten Form einer Brunnenfassung auf dem Promenadeweg bei der Villa Max aufgestellt als unvergängliches Zeugnis dafür, welchen Ruf die hiesigen Quellen schon im Altertum besessen haben müssen (vgl. Tafel II).

C. Die Schwankungen im Chemismus der Heilquellen.

Wenn man die neuesten Analysen mit denen vor 20 Jahren vergleicht, sieht man, daß die Zusammensetzung unserer Heilquellen relativ konstant geblieben ist. Regelmäßige Schwankungen treten im Gehalt an freier Kohlensäure auf, die, wie die täglichen Messungen ergeben haben, mit den Schwankungen im örtlichen Luftdruck korrespondieren (Abb. 3). Es ist eine altbeobachtete Tatsache, daß die Brunnen z. B. vor einem Gewitter über dem Wasserspiegel einen äußerst starken Gehalt an freier Kohlensäure aufweisen, der, bei Reparaturarbeiten sehr unangenehm ist und diese oft unmöglich macht. Das Mineralwasser selbst zeigt an solchen Tagen naturgemäß einen geringeren Wert an freier Kohlensäure.

D. Die geologische Entstehung des Gleichenberger Gebietes.

Wie schon früher erwähnt, sind die Quellen eine postvulkanische Erscheinung des einst gigantischen Vulkanismus unserer Gegend. Vor vielen Millionen Jahren (im Mitteltertiär) ereignete sich die erste große vulkanische Ausbruchsphase in unserem Raume. Zu dieser Zeit war die hiesige Gegend ein Mittelgebirgsland, aufgebaut aus alten Felsgesteinen (Paläozoikum), dessen Höhenrücken sich zur Küste eines na-

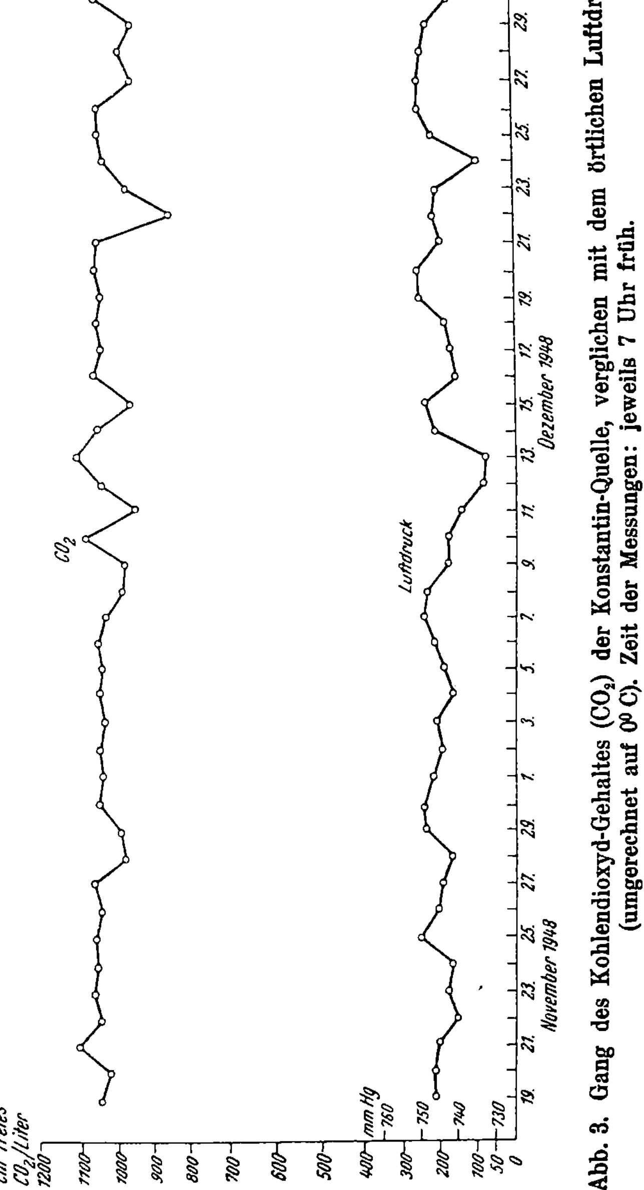

Abb. 3. Gang des Kohlendioxyd-Gehaltes (CO_2) der Konstantin-Quelle, verglichen mit dem örtlichen Luftdruck (umgerechnet auf 0^0 C). Zeit der Messungen: jeweils 7 Uhr früh.

hen Meeres niedersenkten, welches die Untersteiermark, Kroatien und große Teile der ungarischen Tiefebene bedeckte und in Verbindung mit dem Mittelmeer stand. Am Küstensaum dieses Meeres, in der Gegend des heutigen Kurortes und dessen Umgebung, bildeten sich tiefe Risse, aus denen die glutflüssige Lava hervorquoll und sich immer höher aufbaute. Den Lava-Eruptionen folgten wieder Gasexplosionen, welche die inzwischen erstarrte Lavadecke zertrümmerten und an den Flanken des Vulkans ablagerten. Dieses Vulkangebirge erreichte anfangs eine Höhe von etwa 1500 bis 2000 m und ist durch die spätere Abtragung (Wind und Wasser), welche Millionen Jahre andauerte, und durch die Aufschüttung an seinen Flanken immer niedriger geworden. Nur der Geologe kann beim Anblick der heutigen Gleichenberger Kogeln einen Rückschluß auf das einst mächtige Gebirge ziehen.

Nach dieser ersten gewaltigen vulkanischen Ausbruchsperiode trat Ruhe ein. Das Vulkanmassiv sank langsam tiefer und das Meer, welches von einer reichen subtropischen Meerestierwelt belebt war, brandete über dieses absinkende Gebirge hinweg. Einerseits trug die Brandung dieses Meeres zu einem raschen Abbau des Vulkanriesen wesentlich bei, während anderseits die Meerestiere ihre Strandriffe auf den alten Felsen aufbauten. Anfangs (im Mittelmiozän) war dieses Meer ein Teilarm des Mittelmeeres, später wurde es zum Binnenmeer (Sarmatisches Meer) und zuletzt ein großer Süßwassersee, welcher vom Eisernen Tor über die ungarische Ebene bis zum Alpenrand reichte.

Das Vulkangebirge sank immer tiefer ab und wurde schließlich von den Schuttmassen aus den Alpen begraben. Die Alpenflüsse strömten sogar über die Gipfel des heutigen Gleichenberger- und Bscheidkogels hinweg und ergossen sich in den Süßwassersee. Man findet heute noch die verkieselten Flußschotter dieser Zeitepoche auf dem Bscheidkogel (östlich vom Gleichenberger Kogel) in ca. 200 m Höhe über dem Kurort. Diese verkieselten Schotter und Sande wurden früher zur Erzeugung von Mühlsteinen verwendet, weshalb heute dieser Bruch noch den Namen Mühlsteinbruch führt. Es wurden dort auch verkieselte Treibhölzer, Zapfen, Knochen u. dgl. gefunden; die verkieselten Baumstämme aus diesem Steinbruch sind im Park der Villa Wickenburg in einem kleinen Häuschen zur Schau gestellt (vgl. Tafel II). Diese Petrefakten sind durch amorphe Kieselsäure — die wahrscheinlich bei der Zersetzung des Trachytes durch früher bis zu der Höhe des Mühlsteinbruches aufgestiegene Säuerlinge frei wurde — derart imprägniert, daß man auf mikroskopischen Dünnschliffen die Zellen und Saftkanäle des Holzes noch so deutlich erhalten sehen kann wie bei frischen Pflanzenteilen und daß sich jede Holz- und Pflanzenart noch heute erkennen läßt. Früher wurden diese versinterten Pflanzenteile herausgemeißelt und zu mannigfachen Schmuckgegenständen als spezifische und charakteristische, Andenken an Bad Gleichenberg für die Kurgäste verarbeitet.

Die wichtigsten der vorkommenden Hölzer, von denen sich meist auch Früchte finden, sind nach F. Unger (zitiert nach Höffinger, 1892) die folgenden: Cupressites aequimontanus, Thuioxylon juniperinum und ambiguum, letzteres in großen Stämmen und Ästen, Pinites aequimontanus Göpp, wovon die schönen Fichtenzapfen stammen, dann Pinites Hoedliana und pannonica, Fagus dentata (eine Buche), Coryllus Wickenburgii (eine Haselnuß), Juglans minor (eine Steinnuß), Prunus atlantica und nanodes (kirschen- und pflaumenartige Früchte), Noblites parenchymatosus, Cottaites lapidariorum und vasculosus, endlich Meyenites aequimontanus in sehr großen und starken, bis zu 10 m langen Stämmen.

Als das Gleichenberger Vulkangebirge vollkommen unter dem Schwemmschutt begraben lag, begann die vulkanische Tätigkeit zum zweitenmal. Im Pliozän (Jungpontikum) wurde, die Erde an mehr als 40 Stellen durchschlagen und mächtige Explosionen förderten glutflüssige basaltische Lava empor. Diese Ausbrüche gingen unter großem Druck vor sich, so daß das geförderte Lavamaterial zum Teil explosionsartig zerstäubt wurde und als vulkanische Asche in die Luft flog. Diese Asche bildete dann, nachdem sie verfestigt wurde, die vulkanischen Tuffe unserer Gegend. Gleichenberg selbst war

Gesteine des Gleichenberger Gebietes.

Gestein	Vorkommen (Fundort)	Farbe	Alter	Zusammensetzung
Basalt-Tuffe	Wierberg, Röhrlkogel (Nebelbergen)	aschgrau	jung-pontisch	Eruptivmaterial (vorwiegend Basaltbröckchen, Zeolithe, Olivinfels)
Basalte	Steinberg bei Feldbach, Hochstraden, Klöcher Vulkanberge	dunkelgrau bis schwarz	jung-pontisch	Plagioklas oder Feldspatvertreter, Pyroxen, Olivin
Sande, Kiese, Schotter	Mühlsteinbruch	weißlich bis hellgrau	höheres Pontikum	Quarzschotter
Sande, Kalke, Mergel und Tone	Bad Gleichenberg, Sulz, Trautmannsdorf, Bair.-Kölldorf	braun, ocker, graubraun	Sarmatische Stufe (Obermiozän)	Sande, Kalke, Mergel und Tone
Andesite	Gleichenberger Kogeln (siehe Karte)	dunkelbraun	älteres Miozän	basischer Plagioklas, Pyroxen (Olivin)
Trasse	Siehe Karte	weiß gelblich, rot	älteres Miozän	umgewandelte Andesite
Trachyandesite	Klause nördlich Dorf Gleichenberg, nördlicher Teil der Kogeln	rötlichbraun	älteres Miozän	Sanidin, basischer Plagioklas, Pyroxen (Olivin)
Trachyte	Bärenreuth, südlicher Teil der Gleichenberger Kogeln, Praterwald	hellgrau bis rötlichgrau	älteres Miozän	Sanidin, saurer Plagioklas, Pyroxen
Quarztrachyte (Liparite)	Schaufelgraben	weißlich-grau	Alt-Miozän	Quarz, Sanidin, saurer Plagioklas, Pyroxen

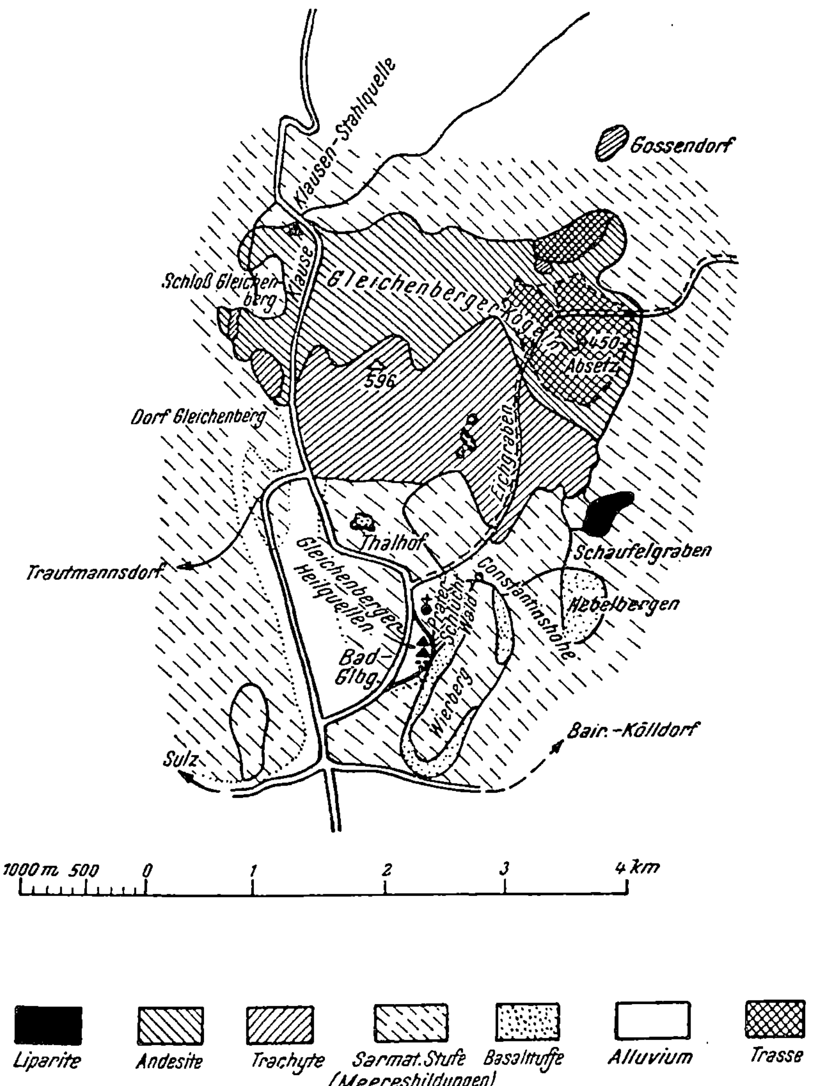

Abb. 4. Verteilung der Gesteine in und um Bad Gleichenberg.

wieder der Mittelpunkt dieser Ausbruchstätigkeit. Im Süden entstand zu dieser Zeit der Stradner-Kogel, welcher eine Basaltdecke von über 100 m Mächtigkeit besitzt, während seine Flanken aus sarmatischen Sanden, Schottern und Mergeln bestehen. Im unmittelbaren Kurortbereich entstand eine fast 2 km lange Ausbruchsspalte, die jetzt mit Tuffen ausgefüllt ist und welche durch viele Jahrtausende als See bestand, dessen Ablagerungsreste z. B. auf der Konstantin-Höhe, auf dem Wierberg und auf dem Sulzberg zu sehen sind.

Als diese letzte Eruptionsphase vorbei war, begann sich die ganze Landschaft zu heben, wobei große Brüche und Klüfte entstanden. Seither dringen an diesen Kluftsystemen die Gleichenberger Heilquellen als letzte Zeugen dieser gewaltigen erdgeschichtlichen Umwälzungen empor. Die Bäche begannen ihr Abtragungswerk und schwemmten die Schotter- und Sandschichten, welche die Kogeln bedeckten, wieder allmählich ab, so daß dadurch die vulkanischen Felskerne wieder bloßgelegt wurden. Die weicheren Schichten fielen dieser Abtragung rascher anheim als die harten Eruptivgesteine und so entstand nach und nach das heutige, sanft hügelige Landschaftsbild. So wurden allmählich die Klause bei Dorf Gleichenberg, der Eichgraben (nördlich von Gleichenberg), die Schlucht (nördlich von den Heilquellen gelegen) und der Schaufelgraben herausgeformt. (Vgl. die geologische Karte in Abb. 4.)

Die geologischen Kräfte (Vulkanismus, Hebung, Senkung, Aufschwemmung und Abtragung) waren gleichsam die Bildner unserer Gegend. Diese Vorgänge laufen, mit einem Menschenleben verglichen, unendlich langsam ab. Die Veränderungen der Erdoberfläche sind einem anderen Zeitmaß unterworfen als die Veränderungen der belebten Natur. Viele Millionen Jahre sind seit der Entstehung unserer Heilquellen vergangen . . . . Jahrmillionen werden noch vergehen und hunderte Generationen werden Heilung finden an jener Stelle, wo die Natur uns ihre gewaltigen Kräfte offenbart.

E. Das Klima des Kurortes.

Das oststeirische Hügelland wird durch zwei markante Höhen in seiner Gleichmäßigkeit unterbrochen. Wie Inseln ragen die beiden, schon wiederholt erwähnten Vulkanberge, der steile Gleichenberger-Kogel (596 m) und der langgestreckte Stradner-Kogel (609 m) aus der flachwelligen Landschaft hervor. Am Fuße des Gleichenberger-Kogels, von diesem gleichsam gegen Norden abgeschirmt, liegt der Kurort.

Tab. 1. Mittlere Lufttemperaturen in Bad Gleichenberg.

| Monat | Temperatur in Celsiusgraden | | | | | | | | Zahl der | |
| | Monatsmittel um | | | Mittlere Extreme | | Mittlere tägl. Schwankung v. 7 bis 14 Uhr | Mittlere extreme monatliche Schwankung | | Sommertage Maximum 25° und mehr | Tropentage Maximum 30° und mehr |
	7 Uhr	14 Uhr	21 Uhr	Mittel	Max.	Min.				
Mai	11,3	18,5	13,5	14,2	26,1	5,1	7,2	21,0	2,7	—
Juni	14,3	21,0	16,2	17,0	28,4	9,8	6,7	18,6	7,2	0,5
Juli	15,7	23,1	18,0	18,7	30,5	11,7	7,4	18,8	13,3	2,4
August	14,7	22,8	17,4	18,0	29,5	10,1	8,1	19,4	10,7	1,3
September	10,9	18,7	13,5	14,2	22,9	4,8	7,8	18,1	3,2	0,0
Saison-mittel	13,4	20,8	15,7	16,4	27,5	8,3	7,4	19,2	7,4	0,9

Gegen Osten schützt der Stradner-Kogel vor dem Zutritt kalter Luftströmungen und im Westen legen die Hügelketten des Rudorf-Kogels und dessen Fortsetzung (Höhenrücken von Hofstätten) einen Schutzwall um das weltberühmte Heilbad. Nur gegen Süden ist der Kurort offen, was sich im Klima besonders günstig auswirkt. Gleichenberg hat ein ausgesprochenes Übergangsklima, welches an Milde und Wärme etwa dem Klima von Meran gleichkommt. Unser Kurort liegt auf dem gleichen Breitengrad (46° 52') wie Meran und auch die Seehöhe ist fast dieselbe (Gleichenberg: 300 m, Meran: 310 m); die geographische Länge von Bad Gleichenberg beträgt 15° 52'.

Die mittlere relative Luftfeuchtigkeit aus langjährigen Beobachtungen beträgt:

Mai 71 %; Juni 72 %; Juli 70 %;
August 74 %; September 78 %.

Die mittleren Lufttemperaturen (nach V. Conrad [1935]) sind in Tab. 1 zusammengestellt.

Aus dieser Tabelle ersehen wir, daß in Gleichenberg ein mildes, mäßig feuchtwarmes Klima vorherrscht, welches besonders bei Erkrankungen der Atmungsorgane von großem Vorteil ist.

Ferner ist für unser Klima noch die verhältnismäßig geringe Bewölkung von Bedeutung, die sich zum Teil aus dem Windschatten der Alpen erklärt; auch die Niederschläge sind recht gleichmäßig verteilt und die aus den Alpen kommenden Regen und Gewitter verlieren an Heftigkeit, je weiter sie in das oststeirische Hügelland auslaufen. V. Conrad (1935) errechnet aus dem langjährigen Durchschnitt der Gleichenberger Aufzeichnungen für Mai, Juni und Juli je dreizehn, für August zwölf und für September elf Tage mit Niederschlag. Die Niederschläge verteilen sich mengenmäßig auf die Saisonmonate folgendermassen:

Tab. 2. Verteilung der Niederschläge während der Saison nach V. Conrad.

Monat	Niederschlag	
	mm	davon Gewittertage
Mai	71	5
Juni	102	8
Juli	108	6
August	109	7
September	101	3

Alle diese klimatischen Aufzeichnungen verdanken wir der seit 1865 in Gleichenberg bestehenden meteorologischen Beobachtungsstation der Zentralanstalt für Meteorologie und Geodynamik (Wien). Dreimal täglich werden die Beobachtungsergebnisse telephonisch an die Zentrale weitergegeben, welche dann an Hand der Meldungen aller anderen österreichischen Stationen Wetterbericht und Wetterkarte herausgibt.

Ferner besitzt unser Kurort eine S o n n e n s c h e i n - s t a t i o n, welche die tatsächliche Sonnenscheindauer in Stunden täglich registriert. Aus dieser lassen sich ebenfalls wichtige Schlüsse bezüglich des Klimas unseres Heilbades ziehen. Der Sonnenschein bildet mit eines der wichtigsten Lebenselemente. Bad Gleichenberg gehört diesbezüglich zu den s o n n e n b e g ü n s t i g s t e n Orten Österreichs (April bis Oktober!). Die Frühwintermonate sind in bezug auf Sonnenschein weniger günstig, da wir da meistens dasselbe Schicksal, in einer Hochnebeldecke zu stecken, mit den anderen Orten des Alpenvorlandes teilen müssen. Nach V. C o n r a d (1935) gelten für Gleichenberg folgende Sonnendaten:

Tab. 3. Vergleich der effektiv möglichen Sonnenscheindauer in Prozenten für verschiedene Orte.

	Seehöhe m	Mai	Juni	Juli	August	September
Gleichenberg	300	62	65	68	64	51
Graz	365	58	59	62	59	52
Davos	1600	42	54	50	57	50
Stolzalpe	1200	52	53	57	56	52

III. Die Kurmittel und Heilkuren von Bad Gleichenberg.

Zur Zeit der Gründung des Kurortes vor über 100 Jahren wurden nur Trinkkuren mit den natürlichen Heilwässern verabreicht. Die naturgebundene Wirkung der Heilquellen war die Veranlassung, bald hierauf auch die Inhalations- und Badebehandlung auszubauen sowie die pneumatischen Kammern und die Hydrotherapie einzuführen. Alle diese Einrichtungen haben sich in vieltausendfacher Erfahrung so bewährt, daß sich Bad Gleichenberg einen besonderen Ruf weit über die Grenzen Österreichs als Heilbad für Katarrh- und Herzkranke erworben hat. Diese Erfahrungstatsache wurde im Laufe der Zeit durch die medizinische Wissenschaft immer mehr gestützt. Die heute schon weit entwickelte Balneologie (Bäderheilkunde), an deren Ausbau auch Österreich einen erheblichen Anteil hatte, arbeitet in Experiment und Forschung an ihrer Vertiefung stetig weiter und erbringt so den exakten Beweis für das geheimnisvolle Wirken des „Brunnengeistes“.

Als Altmeister war es W i n t e r n i t z in Kaltenleutgeben bei Wien, der ein wohlfundiertes System der Wasseranwendungen aufgebaut und als erster 1889 die für Gleichenberg wichtige Tatsache bewiesen hat, daß die natürliche Kohlensäure aus dem Badewasser durch die Haut in den Körper aufgenommen wird. S t r a s s e r an der Poliklinik in Wien hat sein Lebenswerk erfolgreich fortgesetzt. Im besonderen für B a d G l e i c h e n b e r g haben sich P r a š i l, W e r l é, C l a r und E n s b r u n e r als Kurärzte und Forscher verdient gemacht. Für ihre Arbeiten gaben der Gründer Bad Gleichenbergs, Mathias Konstantin Graf W i c k e n b u r g, und seine Nachfolger bis zu dem noch heute tätigen Grafen B r u s s e l l e Anregung und tatkräftigste Förderung. Ihrer zu gedenken, bedeutet dankbare Verpflichtung und soll den Hinweis im einzelnen ersparen.

So entstand, auf dem natürlichen Heilschatz fußend, die Vielfalt der Kurmittel, deren Anwendungsformen nun im einzelnen beschrieben werden sollen.

A. Die Kurmittel.

1. Die Trinkkur. Die Nasen- und Rachenspülung.

Ein wichtiger Teil der Gleichenberger Kur, dem sich fast alle Heilungsuchenden unterziehen, ist die Trinkkur mit der Konstantin- oder der Emma-Quelle.

Wenn der Neuankömmling, der durch den Ort abwärtsführenden Straße folgend, zu den Parkanlagen spaziert, die sich im Tale ausbreiten, dann fällt ihm, besonders in den Morgen- und frühen Nachmittagsstunden, als erstes Bild aus dem Leben des Kurortes die Bewegung auf, die um den Brunnentempel der Konstantin-Quelle herrscht. Überall in der Wandelhalle stehen und gehen die Gäste mit einem Glas in der Hand, das sie langsam und zwischendurch plaudernd austrinken. Die Brunnenmädchen schenken nach der auf der Kurvorschrift festgehaltenen Verordnung des Arztes die Konstantin-Quelle, die unmittelbar am Ort entspringt, rein oder auch zu einem Drittel bis zur Hälfte mit Milch versetzt aus. Die Quelle kann in natürlicher Wärme, die mit 15,8 Celsius etwas unter Zimmertemperatur liegt, getrunken werden. Sie wird zur Beschleunigung der Wirkung aber meist erwärmt abgegeben, wodurch gleichzeitig ein Teil der natürlichen Kohlensäure entfernt und das Heilwasser so für empfindlichere Kranke, die die Kohlensäure schlecht vertragen könnten, bekömmlicher gemacht wird. Die Erwärmung erfolgt im Brunnenhaus in schonender Art so, daß das aufsteigende Quellwasser in einem geschlossenen Behälter gesammelt wird, durch den dampfgeheizte Wärmeschlangen ziehen. Von da kann man es dann direkt in die Gläser einfließen lassen. Die Trinkmenge beträgt je nach Art der Krankheit 100 bis 250 ccm. Getrunken wird am besten früh nüchtern, weil die wirksamen Quellsalze so vom Organismus rasch aufgenommen werden können — nur bei magenempfindlichen Kranken empfiehlt sich das Trinken n a c h dem Frühstück —, und ein zweites Mal am Nachmittag einige Stunden nach dem Essen.

Die Wirkung des Mineralwassers — etwa auf die Schleimlösung bei einem Luftröhrenkatarrh — zeigt sich oft schon auffallend nach e i n m a l i g e m Trinken. Eine Besserung oder Beseitigung länger bestehender Leiden durch das Wasser aber kann naturgemäß erst durch dessen regelmäßigen Gebrauch während mindestens drei bis vier Wochen, also durch die Trink-

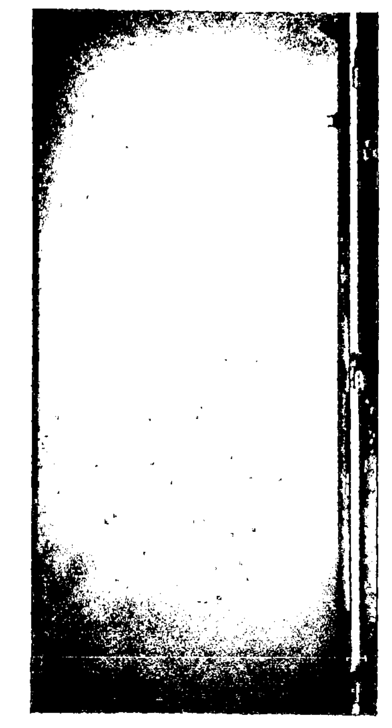

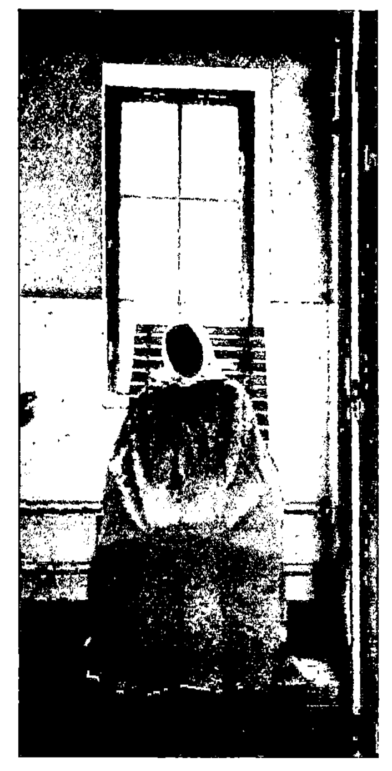

Vor Beginn der Zerstäubung. Nach 8 Minuten. Nach 10 Minuten.

Die Entwicklung des Sole-Nebels in einer Einzelinhalationskabine.

Tafel IV.

auch geringe Mengen von Radiumemanation im Gleichenberger Wasser enthalten sind, die in der vorhandenen Konzentration eine allgemein anregende und fördernde Wirkung auf die Körpergewebe ausüben könnten. Eine Vermehrung der Harn- und Schlackenausscheidung infolge Anregung der Nierentätigkeit, hauptsächlich durch den Kohlensäureeinfluß, ergänzt das Bild. Das Wesen dieser Allgemeinwirkung einer Mineralwassertrinkkur auf den Körper kann demnach als Reinigung des Organismus und Erneuerung der verbrauchten Säfte und Kräfte aufgefaßt und ausgedrückt werden, die sich schließlich in der angestrebten Besserung seiner Gesamtverfassung ausprägt.

Im besonderen läßt sich darüber hinaus eine entzündungswidrige, reizmildernde Wirkung der Gleichenberger Wässer gerade auf die erkrankten Schleimhäute der Luftwege und gleichzeitig eine deutliche Schleimlösung mit Vermehrung und Verflüssigung des Sekretes feststellen, was im Verein mit einer lebhaft gesteigerten Flimmertätigkeit des Luftröhrenepithels eine auffallende Erleichterung des Auswurfs zur Folge hat.

Diese eigenartige Wirkung unserer Quellen hat Bad Gleichenberg (neben seinem Heilklima und seinen anderen speziellen Kurmitteln) zu einem hervorragenden und fast unvergleichlichen Kurort für Katarrhaliker und Asthmatiker gemacht. Nur Bad Ems an der Lahn etwa, das ganz ähnlich zusammengesetzte, allerdings wärmere, wenn auch schwächere Quellen mit geringerer Salz- und Kohlensäurekonzentration aufweist, kann mit ihm auf eine Stufe gestellt werden.

Neben dem entscheidenden postresorptiven, d. h. nach Übergang in das Blut wirksam werdenden Einfluß des Quellwassers hat es aber auch eine direkte Wirkung auf die mit ihm in Berührung kommenden Schleimhäute, bei der Trinkkur also auf den Verdauungskanal, wo es über eine Durchblutungssteigerung in der Magen- und Darmschleimhaut mit Vermehrung der Magensaftmenge und Normalisierung des Magensäuregehaltes und durch eine Beschleunigung der Magenentleerung sowie durch eine entsprechende anregende

Wirkung auf die Funktion der Leber und Galle und des gesamten Darms zu einer gesteigerten und verbesserten Verdauungstätigkeit führt (vgl. Z ö r k e n d ö r f e r).

Die günstige Kontaktwirkung des Quellwassers auf eine erkrankte Schleimhaut läßt sich auch unmittelbar für die Schleimhäute der Atemwege nutzbar machen, indem man das Wasser zu N a s e n - und R a c h e n s p ü l u n g e n benützt und weiters die Sole inhaliert. In Gleichenberg stehen unmittelbar neben dem Brunnen am Beginn der Wandelhalle Räume für die genannten Spülungen zur Verfügung, die nach ärztlicher Vorschrift durchgeführt werden und zu denen die erwärmte Konstantin-Quelle in Mengen von 100 bis 200 ccm in gleicher Weise wie zur Trinkkur ausgeschenkt wird. Zur N a s e n s p ü l u n g werden in der Apotheke und am Ort der Behandlung erhältliche Glasschiffchen verwendet, mit denen das Wasser in je ein Nasenloch eingegossen wird, wobei es entweder bis in den Rachen durchfließt und dann ausgespuckt wird, oder bei Verlegung der Nasengänge nach Senken des Kopfes wieder zurück und aus der Nase herauslaufen muß. Ein forciertes Aufziehen des Wassers dagegen soll unbedingt unterbleiben, um eine etwaige ungünstige Mitbeeinflussung der Nasennebenhöhlen zu vermeiden.

Für die Nasenspülung kommen in erster Linie jene chronischen Formen von Entzündungen des Nasen-Rachen-Raumes in Betracht, bei denen reichlich zähes, dickflüssiges Sekret vorhanden ist und die zur Borkenbildung neigen, in besonderer Weise die Ozaena, die Stinknase, Formen, bei denen die Lösung und Entfernung des Sekrets Voraussetzung für weitere Heilmaßnahmen ist und an denen sich die schleimlösende Kraft des Mineralwassers bewähren kann. Der Säuerling ist aber seiner durchblutungssteigernden Wirkung wegen auch bei anderen Bildern chronischen Schnupfens — zum Beispiel den atrophischen, mit Schleimhautschwund einhergehenden — von unmittelbar günstigem Einfluß. Jedenfalls setzt die Verordnung der Spülungen im Gegensatz zur fast regelmäßigen Anwendung der Trinkkur eine genaue

Auswahl der geeigneten Fälle voraus, dann aber kann sie die übrige Kurbehandlung durchaus wirksam ergänzen.

Ähnliche Gesichtspunkte werden bei der Beurteilung eines Rachenkatarrhs und seiner Behandlung mit R a c h e n - s p ü l u n g e n maßgeblich sein müssen. Auch hier ist in erster Linie die milde Anwendungsform des „Rachenbades", also das einfache Ausspülen von Mund und Rachen, dem eigentlichen „Gurgeln" vorzuziehen, weil dieses vor allem durch das damit verbundene stärkere Pressen und die begleitende Blutstauung im Hals zu schädlichen Reizwirkungen führen kann. Eine durch solch unsachgemäßes Verhalten des Kranken etwa auftretende unerwünschte Verstärkung der Halsbeschwerden darf allerdings nicht verwechselt werden mit gewissen, manchmal deutlicher in Erscheinung tretenden Steigerungen aller Krankheitssymptome bald nach Beginn der Kur, die man als „E r s t v e r s c h l i m - m e r u n g" bzw. „B a d e r e a k t i o n" bezeichnet und als Ausdruck dafür, daß der Organismus auf die Kur zu reagieren anfängt, verstehen und würdigen muß.

Über die Inhalation wird im folgenden Kapitel Näheres berichtet.

Neben der für die Trinkkur hauptsächlich verwendeten K o n s t a n t i n - Q u e l l e steht zur Erzielung einer etwas modifizierten Wirkung noch die E m m a - Q u e l l e zur Verfügung. Sie tritt nahe der Konstantin-Quelle, und zwar innerhalb des „Füllhauses" zutage. Von da wird das aus dem Überlauf des Brunnenschachtes abfließende Wasser zu einem eigenen Brunnenpavillon geleitet, der sich unmittelbar neben dem der Konstantin-Quelle erhebt. Derzeit wird das zur Trinkkur gebrauchte Wasser der Emma-Quelle aber nicht dort, sondern der Einfachheit halber mit im Brunnenhaus der Konstantin-Quelle aus frisch abgefüllten Flaschen ausgeschenkt. Es wird in gleicher Weise verordnet und getrunken wie dieses. Da es vergleichsweise etwas schwächer, aber relativ reicher an Nebenbestandteilen, also von einer ausgeglicheneren Zusammensetzung ist, erscheint es mit seiner milderen Wirkung für empfindlichere Personen, Frauen und Kinder besonders geeignet.

Außer diesen beiden Quellen, denen Bad Gleichenberg seine Entstehung und Bedeutung als Kurort für Erkrankungen der Atmungsorgane verdankt, müssen aber nun noch zwei weitere, für Trinkzwecke verwendete Brunnen genannt werden, die, zum Teil von anderer Zusammensetzung und Wirkung, eine günstige Erweiterung der Behandlungsmöglichkeiten im Kurort bilden. Unweit von Gleichenberg, am Fuße des Stradner-Kogels, entspringt der J o h a n n i s - B r u n n e n, der seinem Mineralgehalt nach mit den bisher genannten Quellen nahe verwandt, aber sehr reich an freier und gebundener Kohlensäure, relativ stärker hydrokarbonathaltig und dabei kochsalzärmer ist als diese. Dadurch wird er zu einem besonders wohlschmeckenden und gesunden Tafelwasser gestempelt, das seine Wirkung bei überschüssiger Magensäure und bei Sodbrennen, Verdauungsstörungen aller Art und Stuhlverstopfung, bei Leber- und Gallenleiden, aber auch bei Harnerkrankungen entfaltet und durch eine Minderung der Übersäuerung des Blutes allgemein entzündungswidrig wirkt. Sein Gebrauch als Tafelwasser auch gerade während der Kur stellt somit eine gute Ergänzung der übrigen Kurmittel im Kampf gegen die schwer beeinflußbaren chronischen Leiden und für eine Wiedergewinnung und Festigung der Gesundheit und Leistungsfähigkeit dar.

Endlich sei noch die K l a u s e n - S t a h l - Q u e l l e erwähnt, die einige Kilometer nördlich von Gleichenberg zu Tage tritt und als akratischer, einfacher, eisenhaltiger Säuerling allerdings wesentlich verschieden von allen anderen Brunnen des Gleichenberger Gebietes ist. Da hier neben dem Eisengehalt der Anteil der übrigen festen Stoffe, selbst der in Eisenwässern sonst immer hervortretenden Kalium-Ionen, auffallend gering ist, wird die Wirkung des Eisens durch andere Bestandteile kaum beeinträchtigt. Dagegen bedingt der in dieser Quelle ebenfalls hohe Kohlensäuregehalt eine hervorragende Steigerung der

Resorbierkarkeit und Bekömmlichkeit des sonst schwer verdaulichen Eisens. So ist die Klausen-Stahl-Quelle als mildes und gut verträgliches Heilmittel gegen Blutarmut und Bleichsucht bekanntgeworden, sie ist wegen der tonisierenden und roborierenden, die Spannkraft steigernden und allgemein kräftigenden Wirkung des Eisens aber auch in der Rekonvaleszenz nach erschöpfenden Krankheiten und bei allgemeinen und nervösen Schwächezuständen von außerordentlichem Nutzen. Gerade aus der Erfahrung, daß kohlensaure Eisenwässer selbst im Darm von Personen gut resorbiert werden, die Eisen in keiner anderen Form vertragen, ergibt sich die Erkenntnis, wie wichtig die Verwendung solcher natürlicher Heilwässer selbst in einer Zeit ist, da eine ausgebildete pharmazeutische Industrie hochwertige Medikamente zur Bekämpfung der Blutarmut auf den Markt bringt. Es erweist sich nämlich auch an diesem Beispiel wieder, daß n a t ü r l i c h e Heilquellen von unveränderter und ursprünglicher Form in ihrer jederzeit empirisch feststellbaren, wenn auch theoretisch noch nicht ganz faßbaren Wirksamkeit k ü n s t l i c h e n Nachahmungen und grobchemischen Wirkstoffen bezüglich ihres Heilwertes oft erheblich überlegen und durch solche nicht ersetzbar sind.

Nur anhangsweise sei an dieser Stelle noch darauf verwiesen, daß sich die besondere Heilwirkung natürlicher Mineralwässer auch zu Hause nutzbringend verwerten läßt. Die Quellen werden, in Flaschen abgefüllt, überallhin verschickt und können im Bedarfsfall in allen einschlägigen Geschäften verlangt und bezogen und zu häuslichen Trinkkuren verwendet werden. Obwohl die Wässer durch längeres Stehen nach der Abfüllung, wie erwähnt, infolge eines teilweisen Kohlensäureverlustes und damit eintretender Verschiebungen im Gefüge des Ionengemisches etwas von ihrer ursprünglichen Wirksamkeit einbüßen, übertreffen sie dennoch immer die im Handel befindlichen Salze und künstlichen Salzgemische bzw. Salzlösungen ähnlicher Zusammensetzung, aber auch oftmals Medikamente entsprechender Wirkungsrichtung recht wesentlich in ihrem pharmakologischen Effekt und ihrer therapeutischen Breite und Gründlichkeit. Ihre Verwendung im Hause kann daher, auch trotz vielleicht im einzelnen höherer Kosten, selbst aus rein wirtschaftlichen Gründen nur empfohlen werden. Immerhin wird ein Gebrauch derselben im Rahmen einer Kur am Orte ihres Ursprungs, also in Bad Gleichenberg, jederzeit den größten Nutzen bringen und oftmals nicht entbehrt werden können.

2. Die Inhalationen.

Die Grundlagen.

Vor genau 100 Jahren begann man erstmalig Meerwasser zu zerstäuben und bald darauf tat man dasselbe mit salzigen Quellen. Das war der Beginn der Inhalationsbehandlung. Die Wirkung der Zerstäubung hängt von verschiedenen Größen ab, die gemessen und erprobt wurden: von der Nebelmenge, der Nebeldichte, dem Nebelgehalt und dem Nebelzerstäubungsgrad.

Die Nebelmenge beträgt etwa sechs bis zwölf Liter pro Minute, kann aber bis zu 25 Liter steigen. Sie ist abhängig vom Zerstäubungsdruck, welcher zwei bis vier Atm. beträgt.

Die Nebeldichte wird auf ca. 20 bis 30 ccm zerstäubter Lösung je Liter Luft eingestellt. Je größer die Nebeldichte, desto besser ist natürlich der therapeutische Wirkungsgrad.

Der Nebelgehalt beträgt 0,5 bis 4,00 mg pro Liter Luft.

Der Zerstäubungsgrad ist durch die Tropfengröße gegeben; von ihm hängt die Tiefe des Eindringens des Nebels in das Lungengewebe ab. Die Tropfengröße liegt bei einem Durchmesser der Flüssigkeitsteilchen zwischen 0,001 und 0,2 mm. Als optimale Größe haben sich Tropfen von 0,002 mm Durchmesser ergeben.

Unsere Quelle enthält in der Hauptsache (zwei Drittel)

Hydrokarbonate des Natriums (Speisesoda) und der Erd-
alkalien Kalzium und Magnesium in ionisierter Form, die
sekretverflüssigend wirken, während die freiwerdende Kohlensäure und das Kochsalz eine bessere Durchblutung der
Schleimhaut bzw. eine Sekretionssteigerung hervorrufen.
Das dadurch reichlichere und dünnflüssigere Sekret wird
dann leichter ausgehustet. Experimentell erwiesen wurde,
daß die Quellsalze von der Bronchialschleimhaut ebensogut,
wenn nicht besser als von der Darmschleimhaut aufgenommen werden und damit in das Blut übergehen. Die Anreicherung des Blutes mit den Salzen bewirkt durch den veränderten Salzgehalt eine Umstimmung der Gewebsflüssigkeit
(Transmineralisation).

Farblösungen, die man unserem Inhalationsnebel beigefügt
hat, zeigten im Tierversuch tatsächlich ein Eindringen der
Flüssigkeitsteilchen bis in die feinsten Luftröhrenverästelungen[1]. Wenn man noch bedenkt, daß die kleinsten Lungenbläschen einen Durchmesser von ca. 0,2 mm haben, während
der Tröpfchendurchmesser 0,002 mm beträgt, so sieht man
daraus, daß bei dieser Größe ein Eindringen des Nebels in
die feinsten Lungenbläschen in großer Menge möglich ist.

Festhalten wollen wir bei diesen Überlegungen vor allem,
daß durch die einzigartige Zusammensetzung der Quelle,
ihrem besonderen Gehalt an Speisesoda u n d Kochsalz eine
Vermehrung und eine Verdünnung und damit eine Locke-
rung des Sekretes eintritt.

Die Schleimhaut des Bronchialbaumes zeigt als wunder-
volle Einrichtung auf ihren Deckzellen feinste Flimmerhärchen, die durch ihre dauernde schlagende Bewegung die
Schleimmassen mundwärts hinausbefördern. Bei den krankhaften Veränderungen der Schleimhaut ist diese Flimmer-
bewegung gestört, wird aber durch die Inhalation beruhigend
reguliert.

---

[1] Diese Versuche wurden 1910 von dem verstorbenen Leiter der
Kuranstalt Dr. G. Ensbruner ausgeführt, sind aber nicht veröffentlicht worden.

Die Rauminhalation.

Unsere Quelle wird in der nahegelegenen Sudhütte durch Dampf auf eine einprozentige Sole eingeengt, wobei die Hydrokarbonate zunächst als Karbonate ausfallen, die schwer löslichen Kalziumsalze ausgeschieden und die restlichen schleimhautreizenden Karbonate anschließend durch Zufuhr von freier Kohlensäure in Hydrokarbonate rückverwandelt werden.

Diese einprozentige Sole wird nun in das Badehaus geleitet. Daselbst stehen 39 Kabinen in der Größe 2 $\times$ 1,30 m und einer Höhe von 2,50 m für Einzelrauminhalation zur Verfügung, wobei sich die gemauerten Inhalationen I nur durch größeren Komfort von den aus Holzwänden aufgebauten Inhalationen II unterscheiden. Es muß festgehalten werden, daß die Art der Sole und der Zerstäubungsgrad in beiden Kabinen dieselben sind. In jeder dieser Kabinen (vgl. Tafel III) befindet sich ein ampelartiges Glasgefäß, das mit der Sole beschickt wird. Die Zerstäubung in feinste Nebel findet durch ein Düsensystem mit vier resp. fünf Düsen bei 3 Atm. Druck statt, wobei die größeren Tröpfchen gegen eine kleine Blechwand geschleudert werden und in die Ampel zurückfließen, so daß nur die feinsten Tröpfchen in den Raum gelangen. Diese Ampel ist mit einem Zweiwegehahn versehen, für die Solezerstäubung bzw. für das Ausströmen der Frischluft direkt in den Kabinenraum. Nach Beendigung der Sitzung kann durch Umlegen des Frischlufthahnes die Kabine gereinigt und der Nebel verjagt werden. Ein kleines Speibecken an der Wand dient für den Auswurf.

Das zweckmäßige Verhalten des Kranken: Der Kranke sitzt in einem bequemen Sessel, Kopf und Körper gegen die Nebelnässe durch Tücher geschützt, und soll den Oberkörper aufrecht halten, damit die Luftröhre gestreckt wird; er soll ruhig durch die Nase oder mit leicht geöffnetem Mund atmen. Jedes verstärkte Atmen kann zu Schwindel und anderen Unannehmlichkeiten führen und ist deshalb streng zu vermeiden. Der Vorteil der Rauminhalation ist der, daß sie sozusagen in einer passiven Inhalationsbehandlung ohne wesentliche Mitwirkung des Patienten besteht. Die Dauer der Inhalation beträgt durchschnittlich 30 Min., soll aber bei schwächlichen Kranken oder zur Eingewöhnung entsprechend abgekürzt werden. Nicht nur durch die Dauer, sondern auch durch die Abstellung einzelner Düsen kann die Stärke der Inhalation geregelt werden. Über die Entwicklung des Nebels vgl. Tafel IV.

Zu dieser Inhalationsbehandlung eignen sich fast alle chronischen Katarrhe der oberen und tieferen Luftwege, sofern sie nicht tuberkulöser Natur sind, welche Erkrankung von der Behandlung im Gleichenberger Kurmittelhaus a u s g e - s c h l o s s e n ist, es sei denn, es handelt sich um alte, vernarbte Prozesse, die mit einer Begleitbronchitis einhergehen.

Nach der Inhalation soll sich der Kranke bei kühlerem Wetter noch etwas im Hause aufhalten und soll auch, damit die Salzlösung weiter eindringt, nicht allzuviel sprechen oder unmittelbar danach trinken.

Leidet der Kranke auch an Rheumatismus und ist daher der Aufenthalt in einer feuchten Kammer für ihn nicht zuträglich, so stehen achtzehn K a s t e n i n h a l a t i o n e n zur Verfügung, bei denen der Patient sich nur mit dem Kopf im feuchten Milieu befindet. Die Beschickung mit Sole, die Art der Vernebelung, der Druck und der Zerstäubungsgrad sind wieder dieselben; Kopf und Brust werden wie in der Kabine geschützt. Zur Sicherheit befindet sich unter jedem Kasten ein Klingeltaster, womit man beim Auftreten von Übelkeit die Warteperson herbeiholen kann. Verhalten des Kranken, Dauer und Wirkung sind gleich wie in der Kabineninhalation.

Zusammenfassend muß betont werden, daß wir in Gleichenberg die selten große Zahl von 57 Einzelrauminhalationen zur Verfügung haben, die nach erprobten technischen Vorkehrungen einen feinst verteilten Nebel erzeugen, wobei die in der Quelle enthaltenen natürlichen Bestandteile viel leichter als die groben Teile einer künstlichen Salzlösung die erkrankten Schleimhäute der Atmungswege berieseln und in sie eindringen. Eine Infektionsgefahr bei dieser Art der Vernebelung ist a u s g e s c h l o s s e n.

Die Apparatinhalation.

Soll bei empfindlichen Kranken oder bei gewissen Arten von katarrhalischen Leiden eine warme Soleinhalation oder ein Zusatz von Medikamenten dem Kranken zugeführt werden, so stehen auch 25 Apparatinhalationen modernster Konstruktion zur Verfügung (Tafel V).

Mehr noch als die Wärme ist besonders bei Katarrhen mit Krampfneigung, wie sie beim Bronchialasthma auftreten, die Zufuhr von krampflösenden Medikamenten, die fast durchwegs Adrenalin enthalten, notwendig. Ihr Eindringen in die Bronchialschleimhaut und daher ihr Heileffekt ist gesicherte Tatsache. Bei besonders reichlichem Sekret werden zur Eindickung ätherische Öle verwendet.

Die Apparatur besteht aus einem doppelmanteligen Glasgefäß. Das innere Gefäß ist mit warmer Sole gefüllt, während das äußere Gefäß als Wasserbad ständig elektrisch erwärmt wird, damit das Inhalat mit Körpertemperatur das Mundstück verläßt. Die Sole wird durch zugeführte Preßluft von 3 Atm. durch eine feine Düse, deren Saugrohr in die Sole reicht, zerstäubt, und der Nebel über den Glasansatz und ein Verbindungsstück zum auswechselbaren Mundstück geführt. Jeder Benützer erhält je nach Vorschrift ein Mund- oder Nasenstück, das während der ganzen Kur in seinem Gebrauche bleibt. An dem Apparat ist eine Umschaltung in zwei Seitengefäße möglich, aus denen das gewünschte Medikament mit der Sole oder gelegentlich und meist seltener auch ohne sie zerstäubt werden kann. Wie erwähnt, handelt es sich vor allem um die dem Asthmatiker so notwendigen adrenalinhaltigen oder ähnlich wirkenden Medikamente: Glycirenan, Rodinhal mit und ohne Ephetoninzusatz, Bronchovydrin, Aludrin, Zanedo usw., soweit natürlich die ausländischen Präparate dzt. zu haben sind. Zur Hyperämisierung (besseren Durchblutung der Schleimhäute), zur Desinfektion und zur Konsistenzänderung des Schleimes stehen uns Koniferen, Eukalyptus, Perubalsam und Tanninextrakt, für den Kehlkopf vor allem Menthol zur Verfügung.

Da bei der Apparatinhalation der Kranke genötigt ist, mehr mitzuarbeiten — aber auch dabei soll die Atmung keine allzu starke sein —, ist die Zeitdauer kürzer als bei der Rauminhalation, durchschnittlich 15 bis 20 Min., wobei nach jeweils 3 bis 5 Min. eine kleine Pause eingeschaltet werden soll. Die Ausatmung wird natürlich bei der Naseninhalation durch den Mund und bei der Mundinhalation durch die Nase erfolgen.

Auch hier soll der Kranke bei kühlem Wetter das Haus nicht sogleich verlassen, um die Schleimhäute vorerst zu beruhigen und an die Außentemperatur zu gewöhnen.

Wiederholt wechseln wir bei den verschiedenen Krankheitszuständen mit Apparat- und Sole-Inhalationen ab, trachten aber gewöhnlich die Abhärtung am Ende der Kur durch die natürliche Sole-Inhalation zu erreichen, damit der Kranke hinfort gegen katarrhalische Infektionen widerstandsfähiger wird.

3. Die Badekur.

Alle chronischen Erkrankungen der Bronchien und Lungen schädigen mit der Zeit das Herz durch Überlastung und direkte toxische Beeinflussung seines Muskel- und Gefäßapparates. Umgekehrt ist die Ursache der schweren Beeinflußbarkeit und Hartnäckigkeit mancher chronischen Bronchitis in einer Stauung im Lungenkreislauf auf Grund einer mehr oder weniger deutlichen Herzschwäche zu suchen. Diese beiden Wirkungsfolgen können sich zudem leicht gegenseitig überschneiden und steigern, so daß es zu einem Circulus vitiosus, einem „Teufelskreis" kommt, der gesprengt werden muß, soll eine Heilung gelingen. Daraus geht hervor, wie wichtig eine Berücksichtigung und Behandlung auch von Herz und Kreislauf bei den meisten Bronchialerkrankungen sein kann.

Mit dieser Erkenntnis gewinnt ein Kurmittel im Heilplan der Katarrhaliker, Bronchitiker und Asthmatiker sowie der Emphysemkranken einen hervorragenden Wert, das zunächst nur von nebensächlicher Bedeutung zu sein schien, das natürliche K o h l e n s ä u r e b a d. Seine die Herzarbeit erleichternde und die Herzkraft steigernde und übende Wirkung ist schon mehr als ein halbes Jahrhundert bekannt. Seither haben sich viele Kurorte durch ihre Kohlensäurequellen einen Ruf als Herzheilbäder erworben. In Gleichenberg, das sich mit seinen sehr kohlensäurereichen Mineralquellen mit vielen bekannten Herzheilbädern vergleichen könnte, ist diese Indikation bisher vielleicht zuwenig in den Vordergrund gestellt worden, sie wurde vielmehr ganz dem Ziel der Behandlung und Heilung der Erkrankungen der Luftwege untergeordnet. Daß sie dabei eine wesentliche Rolle zu spielen hat, geht aus den anfangs dargestellten Erkenntnissen hervor.

Die erste und auffallendste Erscheinung, die im Kohlensäurebad zum Unterschied vom Süßwasserbad beobachtet werden kann, ist das Auftreten zahlreicher feiner Gasbläschen, die sich an der Haut des Badenden sowie an der Wannenwand festsetzen. Sie bestehen aus Kohlendioxyd, freiem Kohlensäuregas, das im Wasser gelöst enthalten ist und ständig aus den Hydrokarbonaten der Quellsalze neu gebildet wird. Hier liegt übrigens der entscheidende Unterschied gegenüber den künstlichen Kohlensäurebädern, in denen Kohlendioxyd unter Druck dem Wasser zugeführt oder durch Zusatz von Salzgemischen zum Badewasser nach Art der Brausepulver chemisch frisch erzeugt wird. Diese Kohlensäure kann mit dem Wasser nur sehr flüchtig verbunden sein, sie bildet an der Haut locker stehende, g r o b e Gasblasen, was die Wirkung erheblich beeinträchtigt, und verflüchtigt sich in kurzer Zeit vollkommen.

Der f e i n e, gleichmäßige und sich ständig erneuernde Gasmantel im n a t ü r l i c h e n Kohlensäurebad, der eine Wärmeisolation für die Haut darstellt, sowie die spezifische Reizung der Wärmenerven durch die Kohlensäure bewirken eine Erniedrigung des Indifferenzpunktes des Bades, also jener Temperatur, die von der Haut weder als warm noch als kalt empfunden wird. Das Kohlensäurebad erscheint demnach wärmer als ein Süßwasserbad von gleicher Temperatur, kann daher k ü h l e r verabreicht werden. Damit läßt sich die beruhigende Wirkung eines kühlen Bades, die bereits zu einer Verlangsamung der Herztätigkeit führt, gut ausnützen. Die entscheidende Wirkung aber rührt von der durch die Haut in den Körper übergehenden und vom Blut aufgenommenen Kohlensäure her. Sie verursacht eine starke Erweiterung der Kapillaren, der feinen Haargefäße der Haut, und deren Füllung mit frischem Blut. Die Haut wird überall dort, wo sie vom Wasser benetzt wurde, auffallend hellrot durchblutet. Gleichzeitig kommt es auch zu einer Erweiterung der tieferliegenden größeren Arterien. Diese Gefäßerweiterung erzeugt eine erhebliche Verminderung der Widerstände im Zirkulationsapparat, bedeutet also eine wichtige Kreislaufentlastung. Der Blutdruck sinkt, vor allem bei Hochdruckkranken, ab. Da der Druck der Wassermasse auf die Körperoberfläche, der hydrostatische Druck im Bade, einer etwa bestehenden Stauung entgegenwirkt und jedenfalls den Abfluß der Lymphe und des Venenblutes zum Herzen hin fördert, ergibt sich so eine weitere Erleichterung des Kreislaufes. Die Anreicherung der Kohlensäure im Blut bedingt durch Anregung des Atemzentrums aber auch eine vertiefte Atmung und damit durch die verstärkte Saugwirkung der Lungen wiederum eine Beschleunigung des Blutstroms (vgl. V o g t). Die Summe der Badeeinflüsse hat demnach eine bedeutsame Entlastung des Herzens zur Folge. Sie führt zu einer Regulierung der Blutverteilung im Körper, die nicht zuletzt dem arbeitenden Herzmuskel selbst zugute kommt. Der Puls wird langsamer, das Schlagvolumen vergrößert. Das Herz, das unter zusätzlicher Verlängerung seiner Austreibungszeit (B a r t u s s e k) mit jedem Einzelschlag nun m e h r Blut in die Peripherie hinauswirft als vorher, arbeitet damit wesentlich ökonomischer. Wir haben als Erfolg des Kohlensäurebades eine Steigerung der Herzkraft und -leistung bei gleichzeitiger Schonung vor uns. Vervollständigt wird der Effekt noch durch die direkte Wirkung des Bades auf die Nieren, die infolge der Verbesserung ihrer arteriellen Durchblutung eine gesteigerte Harnausscheidung ermöglichen und so die Entwässerung des Körpers und die Stabilisierung des Kreislaufs beträchtlich unterstützen.

Daß ein Bad im kohlensäurehältigen Mineralwasser neben dieser im Vordergrund stehenden Kreislaufwirkung auch einen komplizierten Allgemeineinfluß auf den Organismus ausübt, sei nur nebenbei erwähnt. Eine Aufnahme der im Heilwasser gelösten Salze von der Körperoberfläche aus scheint zwar nicht möglich zu sein, da nur gleichzeitig lipoid- u n d wasserlösliche Stoffe durch die Haut diffundieren, r e i n wasserlösliche dagegen bis auf wenige Ausnahmen nicht[1]. Es kommt aber trotzdem zu einer Beeinflussung des Ionenhaushalts von Haut und Gewebe dadurch, daß das h y p o t o n i s c h e Mineralwasser (vgl. S. 21) einen Übertritt von Elektrolyten aus der Haut in das Badewasser hinein ermöglicht. Die während einer Badekur eintretenden Veränderungen im Elektrolytgehalt der Haut führen dann offenbar zur Auslösung hormonaler und vegetativ-nervöser Reaktionen, was sich mittelbar auch auf den Zustand des Gesamtorganismus auswirken muß. Als Beispiel einer solchen komplexen Badewirkung ist die stärkere Senkung des Blutzuckerpiegels nach Kohlensäurebädern[1] vielleicht von Interesse, womit die günstige Wirkung der Kur auch auf den Diabetiker zu einem erheblichen Teil zusammenhängt.

Die eben skizzierten Einflüsse eines Kohlensäure-Mineralbades sind zunächst allerdings nur von vorübergehender Wirkung. Wenn die Pulsverlangsamung nach einem Bad im Heilwasser auch stundenlang anhält, die Steigerung der Harnausscheidung sogar oft erst zwölf Stunden nach dem Bad einsetzt, die Blut-

---

[1] Vgl. dazu Lampert.

druckerniedrigung dagegen meist bald wieder bis zum Aus-
gangswert zurückgeht, so ergibt sich daraus die Notwendig-
keit, zur Erzielung eines Dauererfolges die Bäder nach den
Richtlinien einer Übungsbehandlung in regelmäßigen Abstän-
den längere Zeit hindurch aufeinanderfolgen zu lassen. Erst
eine Bade k u r also, die wenigstens drei, besser vier, eventuell sogar sechs Wochen lang durchgeführt wird, bringt den
gewünschten anhaltenden Heilerfolg.

Die Art, wie die Heilwirkung des Kohlensäurebades zustande kommt, und die Analyse der einzelnen Wirkungsfaktoren lassen es aber begreiflich erscheinen, daß ein Bad im
Gleichenberger Heilwasser für einen Herz- oder Kreislauf-
kranken keine gleichgültige Maßnahme darstellt und unter
Umständen auch schädliche Folgen haben kann. Wenn die
Herzkraft z. B. über ein bestimmtes Maß hinaus geschwächt
ist, dann kann die durch den Wasserdruck erzeugte plötzli-
che Zuflußsteigerung des venösen Blutes zum Herzen hin
zu einem raschen Erlahmen der Herzkraft führen, und das
um so mehr, wenn im Vollbad durch den Druck des Wassers
auf den Brustkorb auch die Atmung eingeschränkt wird und
damit die Unterstützung, die diese für einen schlechten
Kreislauf bedeutet, wegfällt. Die Tatsache, daß der erhöhte
Sauerstoffverbrauch des Herzkranken bei Arbeitsleistung und
sein Sauerstoffdefizit im Kohlensäurebad nicht vermindert,
sondern sogar deutlich gesteigert werden (L a m p e r t), das Bad
also zunächst eine Belastung darstellt und daher noch eine gewisse Reservekraft des Herzens voraussetzt, gibt ebenfalls einen
Hinweis darauf, daß schwerer Herzkranke nicht für ein
Kohlensäurebad geeignet sind. Auch stärkere arterioskleroti-
sche Veränderungen können den in der Hauptsache ja über
eine Gefäßwirkung gehenden Badeeffekt so verschieben, daß
er schädlich werden kann. Wir werden in solchen Fällen das
Auftreten von Pulsbeschleunigung, Blutdrucksteigerung und
subjektiven Beschwerden beobachten, sie als ungünstige
Reaktion werten müssen und den Schluß ziehen, daß eine
Badebehandlung für die betreffenden Kranken zumindestens

in diesem Stadium abzulehnen sei. Herz- und Hochdruck-kranke also mit stärkeren Dekompensationserscheinungen, Atemnot in Ruhe und deutlichen Beinschwellungen oder auch mit einem Herzasthma, bestimmten nächtlichen Anfällen von Atemnot, gehören nicht ins Bad. Auch andere Symptome, wie z. B. Fieber, bilden eine G e g e n i n d i k a t i o n.

Es wird also jedesmal Sache des Arztes sein, nach genauer Untersuchung des Patienten zu prüfen, ob und in welcher Form Kohlensäurebäder für ihn zuträglich und anwendbar sind. Und es wird damit auch verständlich, warum in allen Kurorten im eigensten Interesse des Kurgastes die strenge Vorschrift besteht, daß Kohlensäurebäder nur nach Verordnung des Arztes zu verabfolgen sind.

Es leuchtet somit ein, daß bei der Durchführung einer Badekur eine Reihe von wichtigen Gesichtspunkten berücksichtigt werden muß. Der Kurgast, dem eine Kur verschrieben ist — wobei Badestärke und -temperatur, Dauer und Häufigkeit der Bäder genau festgelegt werden müssen —, hat zur Erzielung eines optimalen Erfolges diese Vorschrift genau einzuhalten.

In Gleichenberg wird das Heilwasser für die Bäder aus drei unter bzw. knapp neben dem Kurmittelhaus aufsteigenden, einander gleichwertigen Quellen, der Römer-Quelle, der Werlé-Quelle (genannt nach dem Arzt Dr. W e r l é, auf dessen Anregung 1834 die Nutzbarmachung der Quellen erfolgte) und dem Maria-Theresia-Brunnen entnommen. Es gelangt in drei Stärkegraden zur Verwendung. Gewöhnlich beginnt man die Kur mit dem schwächsten, dem I-Bad. Es wird dabei nur ausnahmsweise bei ausgesprochenen und schwerer Herzkranken notwendig sein, die Badewirkung noch durch Verordnung nur eines H a l b bades zu mildern. Meist dürfte auch schon zu Anfang der Kur ein I-Vollbad vertragen werden. Das I-Bad entsteht durch Mischung von gleichen Teilen Heil- und erwärmten Süßwassers, wodurch das Bad bereits die vorgeschriebene Temperatur erhält (vgl. Tafel VI). Die im Laufe der Kur wünschenswerte Steigerung des

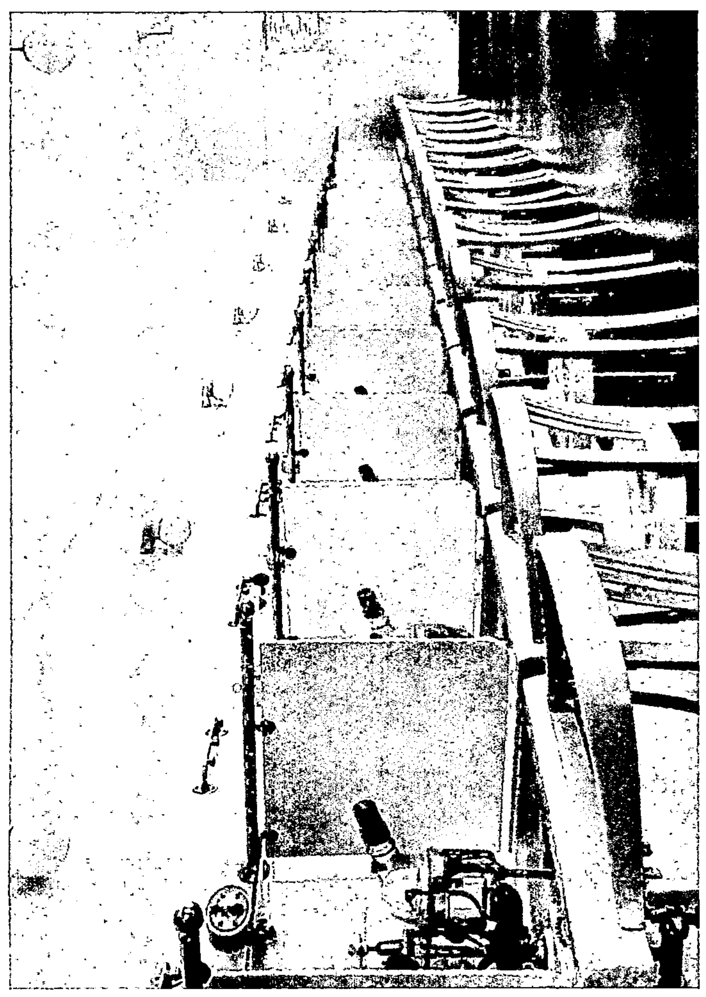

Saal für die Medikamenteninhalation.

Tafel VI.

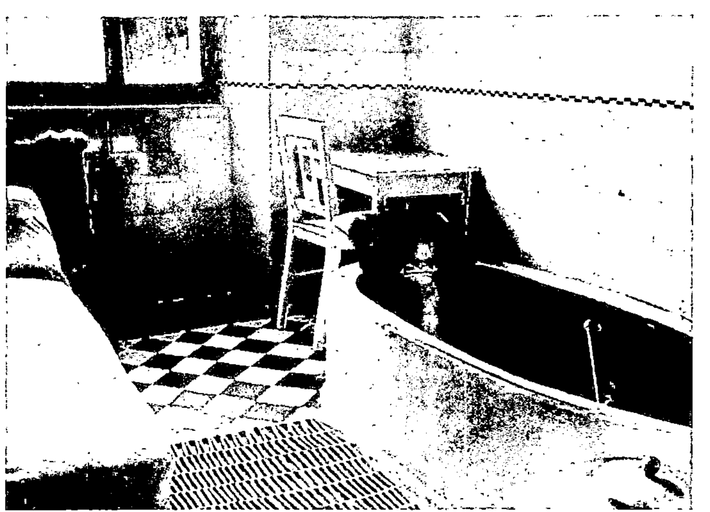

Einzelkabine für natürliche Kohlensäurebäder der Stärke I.
Hier kommt eine Mischung aus gleichen Teilen Mineralwasser und Süßwasser zur
Verwendung.

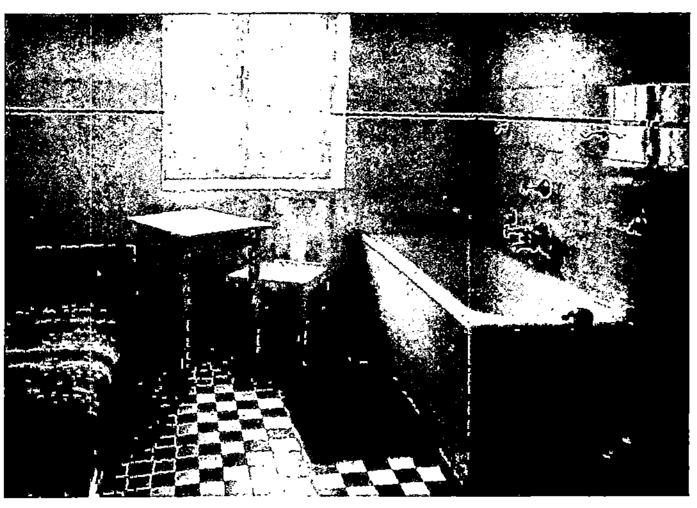

Einzelkabine für natürliche Kohlensäurebäder der Stärke III.
Hier wird quellfrisches Mineralwasser allein eingeleitet; die Schlitze nahe dem oberen
Rand der kupfernen Badewanne ermöglichen das Abfließen der aus dem Wasser ent-
weichenden Kohlensäure.

Kohlensäureeinflusses läßt sich durch die Anwendung der stärkeren II- und III-Bäder erreichen (vgl. Tafel VI). Für beide wird reines Mineralwasser benützt, das entweder in einem großen Speicher am Dachboden des Kurmittelhauses gelagert worden ist und dadurch etwas Kohlensäure verloren hat (II) oder direkt von der Quelle in die Wanne geleitet wird (III). Die Erwärmung geschieht hier durch Vorschaltung von „Kalorisatoren", geschlossenen Behältern, durch die das Wasser hindurchfließt, wobei es dem Einfluß von dampfdurchströmten Heizschlangen ausgesetzt ist.

Eine unnötig hohe Badewärme würde nicht nur eine Schwächung der Badewirkung durch einen stärkeren Kohlensäureverlust mit sich bringen, sondern schon durch die eintretende Pulsbeschleunigung zu einer schädlichen Herzanstrengung führen. Die beste Badetemperatur ist daher eine zunächst um den Indifferenzpunkt liegende Wärme von etwa 34°, die zwar an die individuelle Wärmeempfindlichkeit des Badegastes angepaßt werden soll, aber im Laufe der Kur zur Verstärkung der Heilwirkung mit Vorteil allmählich (bis 31°, in Ausnahmsfällen sogar bis 28°) gesenkt werden kann.

Der Badegast wird sich ausgeruht, möglichst nicht mit vollem, aber auch nicht mit ganz leerem Magen, nach vorheriger Harn- und Stuhlentleerung ins Bad begeben, sich langsam in der Wanne niederlassen, ruhig darin liegen und sich möglichst wenig bewegen, um die feinen Kohlensäurebläschen nicht von der Haut abzustreifen und den für die Wirkung des Bades so wichtigen Gasmantel zu zerstören. Ein anfänglich gelegentlich einsetzendes leichtes Kältegefühl verliert sich rasch mit der Bildung der Gasblasenhülle und mit dem Beginn der Kohlensäurewirkung auf die Haut. Wichtig ist, daß die direkte Einatmung der sich unmittelbar über dem Wasserspiegel ansammelnden gasförmigen Kohlensäure vermieden wird. Dieser Forderung wird in Gleichenberg durch eine eigene Vorkehrung an den Wannen Rechnung getragen. Unterhalb der Wannenränder sind nämlich Löcher angebracht, durch die mit dem überschüssigen Badewasser gleichzeitig auch das schwere Kohlendioxyd-Gas abfließenkann, so daß dessen konzentrierte Einatmung praktisch unmöglich wird (vgl. Tafel VI). Ein bei ängstlichen Personen manchmal beim ersten Bad auftretendes Beklemmungsgefühl ist bedeutungslos und verschwindet bald. Nur wenn trotz aller Vorsicht ausnahmsweise einmal als Zeichen für eine wirkliche Unverträglichkeit des Bades die Haut des Badenden b l a ß bleiben sollte, ein a n d a u e r n d e s Kältegefühl aufträte und sich Herzklopfen oder Schwindelzustände einstellten, müßte das Bad unterbrochen werden. Bei richtiger Durchführung aber fühlt sich der Kranke in und nach dem Bade erleichtert (oder wenigstens nicht schlechter), er friert nicht und er schläft nach dem Bade oder doch in der folgenden Nacht gut.

Sehr wichtig für die Wirksamkeit des Bades ist auch dessen Dauer. Anfangs und solange die Reaktionsweise eines Patienten noch nicht erprobt ist, soll sie 5 Minuten nicht übersteigen, kann aber bei empfindlichen Kranken noch kürzer sein. Gerade in solchen Fällen wird es sich auch empfehlen, nicht mit einem Vollbad zu beginnen, sondern die Wanne nur bis zur Herzhöhe zu füllen, um eine stärkere Atembeklemmung zu vermeiden. Die Badedauer wird dann allmählich bis zu 15 Minuten verlängert. Eine weitere Ausdehnung der Badezeit läßt kaum eine Steigerung der Kreislaufwirkung mehr erwarten und erscheint daher nur in Ausnahmsfällen sinnvoll, wenn etwa der beruhigende Einfluß des Bademediums oder, wie bei thyreotoxischen Zuständen, die Trainingswirkung des kühlen Wassers auf die Haut ausgenützt werden soll.

Nach dem Verlassen des Bades sollte jede stärkere körperliche Bewegung vermieden werden. Selbst ein gründliches Abtrocknen empfiehlt sich nicht, weitaus besser ist es, sich in ein Badetuch einzuwickeln und wenigstens eine Viertelstunde ruhig liegenzubleiben. Dann hat man sich möglichst einfach anzukleiden und ohne Umwege das Bett aufzusuchen, um die für die günstige Verarbeitung und volle Auswirkung des Badereizes auf Herz und Kreislauf unbedingt notwendige Liegekur in Form einer ein-, besser zweistündigen Bettruhe anzuschließen. Auf diesen w e s e n t l i c h e n, ja e n t s c h e i d e n d e n Teil der Badekur kann nicht eindringlich genug hingewiesen werden. Halbheiten haben, wie überall, so auch hier keinen Sinn. Mindestens in jedem Fall einer schwereren Herzstörung kann man geradezu behaupten, daß es vernünftiger sei, auf die Badekur ganz zu verzichten als die Forderung nach einer ausreichenden Ruhezeit mit vollständiger Körperentspannung im Anschluß an das Bad zu bagatellisieren (V o g t).

Bedeutsam ist schließlich noch, daß die Bäder nicht täglich, sondern nur jeden zweiten oder dritten Tag zu verabfolgen sind. Erst allmählich darf bei guter Verträglichkeit eine größere Belastung durch eine häufigere Badeanwendung, etwa an zwei aufeinanderfolgenden Tagen mit nächsttägiger Pause, gestattet werden. Auf diese Weise sollen mindestens zehn, besser sechzehn bis zwanzig Bäder genommen werden. Daraus ergibt sich die Regel, eine Kur nicht nur drei Wochen lang, wie es in den letzten Jahren üblich geworden ist, sondern wenigstens vier, gegebenenfalls bis zu sechs Wochen lang durchzuführen. Auch eine besondere und typische Erscheinung innerhalb des Kurablaufes spricht im gleichen Sinne. Chronische Leiden lassen sich im allgemeinen nur dadurch heilen, daß die ungenügende Abwehrleistung des Organismus angeregt wird. Das geht aber meist mit einem „Aufwirbeln" der Krankheitssymptome Hand in Hand. Gerade eine Kurbehandlung, die alle Charakteristika einer solchen Reiztherapie aufweist, hat daher auch regelmäßig eine Erstverschlimmerung der Krankheit zur Folge. Diese sogenannte „B a d e r e a k t i o n" stellt sich gewöhnlich zu Ende der ersten oder Anfang der zweiten Kurwoche ein. Der Beginn der Besserung des Leidens ist daher erst frühestens in der zweiten Hälfte der zweiten Kurwoche zu erwarten. Mit Rücksicht darauf erscheint aber eine Kurdauer von drei Wochen als zu kurz, eine anschließende vierte Kurwoche muß dann mehr bedeuten als nur eine Wirkungserhöhung um 25 %.

Die Erreichung des angestrebten Heilerfolges ist bei einer Badekur also von einer ganzen Reihe von V o r a u s s e t z u n g e n abhängig, die möglichst genau beachtet werden wollen. Der erste Punkt, der bereits vor Antritt des Kuraufenthaltes erfüllt sein muß und für den der Hausarzt die Verantwortung zu tragen hat, ist die richtige Auswahl der für eine Bäderbehandlung überhaupt geeigneten Kranken und eventuell noch deren Vorbehandlung. Zur notwendigen genauen Anpassung des Badereizes an den Zustand des Leidenden und des Leidens ist dann, wie ohne weiteres verständlich, deren laufende Überwachung durch den behandelnden Kurarzt unbedingt erforderlich. Daraus ist die allgemein anerkannte und gebräuchliche Regel abgeleitet worden, daß sich der Gast nicht nur zu Anfang und zu Ende der Behandlung, sondern selbst bei störungslosem Kurverlauf regelmäßig einmal in der Woche zur Kontrolle in der Sprechstunde seines Kurarztes einzufinden hat. Die Kurwirkung ist nun mit dem letzten Badetag keineswegs abgeschlossen, die Kreislauferholung geht vielmehr über die Kurdauer erheblich hinaus. Es ist daher wichtig, im Rahmen der Schlußuntersuchung zu Ende der Kur das bisherige Ausmaß des Kurerfolges festzustellen und noch von Seiten des Badearztes die wichtigsten Verhaltungsmaßregeln für eine Übergangszeit bis zum vollen Eintritt des Patienten in Arbeit und Leben festzulegen. Darüber hinaus ist aber für die weitere Führung und Betreuung des Kranken wieder eine Fühlungnahme und Zusammenarbeit zwischen Kur- und Hausarzt anzustreben. Soll die für den Kurgebrauch aufgewandte Zeit und Mühe nämlich den größtmöglichen Nutzen bringen, dann müssen die dabei gemachten Erfahrungen an den Hausarzt weitergegeben werden, damit dieser in der Lage ist, auf den erreichten Erfolgen weiterzubauen. Unter richtigen Voraussetzungen ist die Badekur allein schon imstande, für das geschädigte Herz-Kreislaufsystem und für den Gesamtzustand des Kranken mehr und Besseres zu leisten als selbst das souveräne Herzmittel der Digitalisglykoside; denn die Kurwirkung tritt zwar langsamer ein — was jedoch eher günstig, weil schonender ist —, ihr Erfolg ist jedenfalls aber umfassender und gründlicher und damit anhaltender als der jeder einfachen medikamentösen Therapie. Wird nun noch darauf geachtet, daß die Kur nicht eine zusammenhanglose Episode im Leben des Kranken bleibt, sondern sinnvoll in einen Gesamtplan seiner Lebensführung eingeordnet wird, dann kann sie mit ihrer Auffrischung und Steigerung aller Lebenskräfte die Grundlage für eine rationellere Weiterbehandlung bilden und eine neue Ausgangsebene für den Kampf mit dem kräfteverzehrenden Leben abgeben.

4. Die Atmungsbehandlung.

(Biomotor — Pneumatische Kammer — Respiration — Atmungsgymnastik.)

Atmung ist neben der Ernährung die wichtigste Lebensäußerung, weil durch die Atemluft der Lunge so viel Sauerstoff zugeführt wird, als sie braucht, um ihn dem Kreislauf zu übermitteln; dieser wieder bringt den Sauerstoff an alle Zellen des Körpers heran, die nur unter dessen Mithilfe die Betriebsenergie durch Oxydation (Verbrennung) gewinnen können. Wieviel Luft der Körper benötigt, geht aus einer einfachen Überlegung hervor, nach der pro Atemzug 500 ccm Luft eingeatmet werden; im Tag ergibt dies die bemerkenswerte Menge von 11 500 Litern. Rechnet man die Ausatmungsluft noch dazu, so ergibt sich sogar eine tägliche Luftbewegung in beiden Richtungen von 23 000 Litern. Diese großen Luftmengen sind notwendig, um den Lebensvorgang im Körper aufrechtzuerhalten; 90 m² Atmungsoberfläche einer ausgebreitet gedachten Lunge stehen für deren Ausnützung zur Verfügung. Bei Erkrankung und Verlegung der Atmungswege durch Schleimmassen ist die Luftbewegung gestört.

Katarrhe verhindern durch die Sekretmassen den Luftaustausch. Beim Emphysem — der Lungenblähung — ist durch die Erweiterung und den teilweisen Schwund der Lungenbläschen, sowie durch die verminderte Zwerchfellbeweglichkeit die Atmungsverstärkung bei jeder körperlichen Tätigkeit wesentlich behindert, während beim Asthma durch den Krampf der Muskulatur die Ausatmung schwerstens gehemmt wird. Gerade diese drei erwähnten Hauptkrankheiten unseres Gleichenberger Krankengutes zeigen also einen gestörten Atmungsmechanismus. Ihn zu regulieren, ist grundlegende Voraussetzung für seine Leistungsfähigkeit.

Wie man einen erkrankten Verdauungsapparat durch eine entsprechende Diät allmählich steigernd an kräftigere Nahrung gewöhnt oder einen gestörten Bewegungsapparat von der passiven allmählich zur aktiven Bewegungsgymnastik führt, so steht uns auch beim Atmungsapparat für seine spezielle Funktion der Weg von der passiven zur aktiven Atmungsgymnastik zur Verfügung. Wir versuchen nun in Bad Gleichenberg durch das folgend beschriebene Vorgehen die Leistungsfähigkeit des Atmungsapparates in steigender Weise zu beeinflussen.

Zunächst wird durch den B i o m o t o r, einer Art eisernen Lunge, auf kräftigste Weise die Atmung einreguliert. Es folgt die einmalig nur in Kurorten durchzuführende K a m - m e r b e h a n d l u n g unter Überdruck. Dann kommt unter Unterdruck die halbaktive Atmungsgymnastik am R e s p i - r a t i o n s a p p a r a t. Zum Ausbau des Erfolges schließt sich die aktive A t m u n g s g y m n a s t i k unter Summ- oder Gymnastikübungen an.

Es wird im einzelnen darauf hingewiesen werden, wie sehr eine richtige Atmung eine Beruhigung in der Gesamtlage des Körpers herbeiführt, wie vor allem durch die bessere Sauerstoffanreicherung des Blutes der Kreislauf gefördert wird und dabei subjektiv ein erhöhtes Wohlbefinden auftritt. Erst kürzlich hat der Wiener Prof. Dr. L. H o f b a u e r (1948), welcher derzeit in den USA. tätig ist, in einer Broschüre auf die Atemregelung als Heilmittel hingewiesen. T i r a l a (1942) hat die große Bedeutung der Atmungsbehandlung bei der Hochdruckerkrankung aufgezeigt. Unter der verstärkten Einatmung kommt es zu einer Dehnung der Hauptschlagader und mit der verlängerten Ausatmung zu ihrer entsprechenden Entspannung. Durch diese „Übung" der Hauptschlagader wird sie elastischer und damit wird einer Verkalkung und Erstarrung vorgebeugt.

Lungen- und Kreislaufarbeit werden also durch Atmungsbehandlung in gegenseitiger Beeinflussung wesentlich erleichtert und gefördert.

Der Biomotor.

Die stärkste Form der passiven Atmungsbehandlung bietet der Biomotor (Tafel VIII).

Da es unmöglich ist, auf das knöcherne Gerüst des Brustkorbes mit stärkeren Druckschwankungen einzuwirken, kam der Wiener Arzt Dr. E i s e n m e n g e r (1939) auf die glückliche Idee, von den weichen Bauchdecken her eine Druck- und Saugwirkung auszuüben, um eine verstärkte, ja sogar künstliche Atmung bei Versagen der natürlichen herbeizuführen. Damit wird aber nicht nur auf den Atmungsapparat, sondern zugleich auch auf Herz- und Kreislaufsystem eingewirkt. Der Einfluß auf die Atmung ist einleuchtend. Bei der Kompression des Bauchraumes wird das Zwerchfell hochgedrückt und zugleich die Lunge ausgepreßt; bei der Saugwirkung auf den Bauch wird das Zwerchfell nach unten gezogen, in die Lunge strömt Luft ein und jene entfaltet sich.

Durch den Biomotor wird aber auch der Kreislauf gefördert. Die Druckwirkung auf den Bauchraum muß das in den Baucheingeweiden vorhandene Blut zum seitlichen Ausweichen veranlassen; aus den Bauchvenen und der Leber als dem großen temporären Blutspeicher wird es gegen das Herz verschoben und vergrößert das venöse Angebot, während es in den Arterien zu verstärktem Abströmen in die Peripherie gebracht wird. Beim Saugzug liegen die Verhältnisse umgekehrt; das Ausströmen des Blutes aus der Aorta in die Baucheingeweide wird erleichtert, ebenso aber der venöse Rückstrom aus den unteren Extremitäten.

Der Oberarzt der Grazer Klinik, Dozent Dr. B l u m e n - c r o n (1947), konnte eine elektrokardiographisch nachweisbare Besserung bei Herzkreislaufschwäche und Herzkranzader-Durchblutungsstörung (Angina pectoris) durch die Biomotorbehandlung feststellen.

Die treffende Beobachtung des verstorbenen Wiener Klinikers W e n c k e b a c h (1934) über die Wirkung der Zwerchfellbewegung auf die Leber und das venöse System sei wörtlich angeführt: „Bei der Einatmung soll das Zwerchfell die Leber, dieses große Vorflutgebiet des rechten Herzens, wie eine große Hand umspannen und beim Nachuntengehen wie einen Schwamm auspressen; bei der Ausatmung, also beim Hochtreten des Zwerchfells, muß sich dann dieser ausgepreßte Schwamm automatisch wieder von den Gefäßen der Bauchhöhle her vollsaugen. Nicht der Hoch- oder Tiefstand des Zwerchfelles ist also die Ursache der Zirkulationsstörung, sondern der Stillstand."

Der Biomotor (vgl. Tafel VIII) besteht nun im wesentlichen aus einer großen Saug- und Druckglocke in Form eines schildförmigen Hohlkörpers (Pelotte), der um den Bauch gegürtet wird und diesen durch einen Gummiwulst allseits abschließt. Durch einen Luftschlauch ist er mit einem Gerät verbunden, in dem sich das mit Motorkraft betriebene Turbinengebläse für Saug- und Druckluft befindet. Durch Reguliervorrichtungen an diesem Gebläse kann die Intensität des Luftdruckes getrennt für Unter- und Überdruck, die Geschwindigkeit der automatischen Steuerung und die Dauer der Druckschwankungen in der Pelotte eingestellt werden. Durch ein Tachometer kann die Zahl der Atemzüge direkt abgelesen und durch Vorschalten eines Heizkörpers die einströmende Luft entsprechend erwärmt werden.

Der Kranke wird nun durch diesen Apparat beatmet, wobei die Intensität, Geschwindigkeit und Dauer der künstlichen Atmung individuell einzustellen ist.

Das Anwendungsgebiet des Biomotors läßt sich so zusammenfassen: Die erste Gruppe, für deren Anwendung im Kurort allerdings wohl kaum Gelegenheit sein wird, wären die Wiederbelebungsversuche bei drohender Erstickung nach

Unfällen oder Zwerchfellstillstand bei Kinderlähmung; in die zweite Gruppe — für welche aber die Anwendung im Kurort gegeben ist — gehören jene chronisch an Atmungs- und Kreislauferkrankung Leidende, bei denen die Atmungs- regulierung einen wichtigen Teilbehelf ihrer Behandlung darstellt, das sind in der Hauptsache: Emphysem, Asthma bronchiale, Aufsaugbeschleunigung von Rippenfellergüssen, chronische Bronchitis, Staub- und Wabenlunge (Bronchiek- tasie), Rechtsschwäche des Herzens, beginnende Kranzgefäß- verkalkung sowie allgemeine Arterienverkalkung, Magen- und Darmschwäche, Stuhlverstopfung und chronische Leber- schwellung.

Die pneumatische Kammer.

Für den neuangekommenen Kurgast ist das auffallendste und merkwürdigste Kurmittel wohl die pneumatische Kam- mer, von den Wienern scherzweise „Bunker" genannt. Die Anlage einer solchen ist fast nur in einem Kurorte möglich, weil ihre zweckmäßige Anwendung an die Anwesenheit an- derer Kurmittel gebunden ist und weil sie ein entsprechend großes, geeignetes Krankengut zur Voraussetzung hat. Des- halb sind nur in einigen Kurorten Österreichs pneumatische Kammern anzutreffen, von denen sich die g r ö ß t e Anlage in B a d G l e i c h e n b e r g befindet.

In der pneumatischen Kammer wird in einem geschlosse- nen Raume gewöhnlich verdichtete (komprimierte) oder — seltener — verdünnte, gereinigte Luft eingeatmet. Ihre An- wendung ist genau wie die der Inhalation ungefähr 100 Jahre alt; doch hat es schon vorher nicht an Versuchen gefehlt, Räume mit verdichteter Luft als Behandlungsmittel aufzu- bauen. Der englische Arzt H e n s h a w hat bereits 1664 aus Mauersteinen einen Raum mit luftdicht verschließbaren Tü- ren und Fenstern gebaut; durch außen angebrachte Blasbälge konnte die Luft mittels verstellbarer Ventile verdichtet oder verdünnt werden. Dieser Apparat trug den Namen „Domi- zilium" und sollte zur Behandlung einer ganzen Reihe von

Lungen- und — merkwürdigerweise schon damals — von Herzkrankheiten dienen. Denn gerade die neuesten Forschungen ergaben, wie noch ausführlich gezeigt werden wird, daß auch für Herzkranke die Kammerbehandlung einen ausgezeichneten Erfolg aufweist. Anderthalb Jahrhunderte gingen dahin, ohne daß auf diesen Gebieten weitere nennenswerte Fortschritte erzielt wurden. Die Haarlemer Akademie der Wissenschaften stellte 1783 Preisaufgaben, um die Wirkung von verdichteter Luft auf den Organismus experimentell zu untersuchen, aber ohne Erfolg. Als aber dann zu Anfang des vorigen Jahrhunderts häufiger Taucherglocken (Caissons) zu Unterwasserarbeiten gebraucht wurden, wendete sich das Interesse der Ärzte erneut der Wirkung der verdichteten Luft zu. Es hat sich erfahrungsmäßig gezeigt, daß Leute, die in solchen Taucherglocken gearbeitet haben, leichter atmeten oder von einem bestehenden Asthma befreit wurden. Der russische Arzt H a m e l, der Franzose J u n o d, der Physiker T a b a r i é und der Lyoner Arzt P r a v a z — unsterblich geworden durch die von ihm erfundene Injektionsspritze mit der Hohlnadel — brachten nun die Versuche so weit, bis sie eine Kammer konstruieren konnten, in welcher sich der Luftdruck in einer halben Stunde auf 1030 mm Quecksilber erhöhen ließ. Diese Höhe konnte eine Stunde beibehalten werden, worauf man den Druck wieder auf seine normale Höhe absinken ließ[1]. Hiemit war die Bahn für den theoretischen und praktischen Ausbau der pneumatischen Behandlung frei, als deren eigentliches Geburtsjahr 1838 anzusehen ist. Seitdem wurden weitere Verbesserungen durchgeführt. Schon T a b a r i é hatte die Beobachtung gemacht, daß die Pulsfrequenz unter dem Drucke abnahm, während von anderer Seite auch eine Abnahme der Zahl der Atemzüge in der verdichteten Luft

---

[1] Diese Angaben sind dem Aufsatz „Warum sitze ich in der pneumatischen Kammer“ aus der Amtlichen Fremdenliste vom 18. 8. 1938 von Bad Reichenhall anläßlich der Jahrhundertfeier der dortigen pneumatischen Kammer (1838—1938) entnommen.

wahrgenommen wurde. Ein Zusammenfall oberflächlicher Venen, das Erblassen der injizierten Augenbindehaut und die Verminderung und Vertiefung der Atemzüge ist auch damals schon aufgefallen.

Wie schon erwähnt, ist die pneumatische Kammer ein luftdicht verschließbarer Raum, der entweder unter Überdruck oder Unterdruck gesetzt wird. Gebräuchlicher sind die Ü b e r d r u c k k a m m e r n, in denen durch Zustrom gereinigter und verdichteter Luft ein Überdruck hergestellt wird. Die Größe dieser Kammer schwankt ungefähr zwischen der einer Telephonzelle und der eines geräumigen Zimmers. Um dem erforderlichen Überdruck standzuhalten, ist die Verwendung entsprechend widerstandsfähigen Materials als Wandung notwendig. In Betracht kommt hiefür Stahl oder Beton.

Die Gleichenberger Kammern sind aus 15 mm dickem Stahlblech hergestellt und durch wuchtige Nieten, wie wir sie sonst nur bei hochbeanspruchten Konstruktionsteilen finden, zusammengehalten. Die Wandung muß einen Druck von 4000 kg je Quadratmeter aushalten. Für die Fenster wird spannungsfreies Glas in Scheibenstärke von 20 mm verwendet. Eine Gußstahldoppeltür ermöglicht durch Druckausgleich ein Ausschleußen auch während der Sitzung. Wände und Fußboden der Kammer sind glatt und fugenlos. Die Inneneinrichtung besteht aus bequemen Lehnsesseln; Barometer, Speibecken, Trinkwasser- und Telephonanschluß zum Beobachter, der vorschriftsmäßig ununterbrochen von außen das Befinden der Patienten kontrolliert, sind selbstverständlich vorhanden (vgl. Tafel VII und VIII).

Die Frischluft wird in dem oberhalb der Kuranstalt gelegenen Fichtenwald durch einen 3 m hohen Kamin angesaugt, dann durch Rohrleitungen zu den im Maschinenhaus befindlichen Kompressoren befördert, wo sie verdichtet wird. Sie nimmt Ihren Weg durch drei Reinigungsfilter und gelangt so allergenarm über ein Netz von Regulierwerken in die Kammer selbst. Die pneumatische Kammer besitzt eine Doppelwand, welche in einer Höhe von 30 cm über dem Fußboden eine Längsöffnung aufweist; auf diese Art ist es möglich, die durch die Kompressoren auf 0,4 Atm. Überdruck verdichtete Luft zugfrei einströmen zu lassen. Der Abfluß der Luft erfolgt durch kleine Löcher in der Umfassung der Deckenbeleuchtung.

Weil nun während eines bestimmten Zeitraumes ständig mehr Luft zu- als abfließt, entsteht in langsamer Steigerung innerhalb der Kammer ein Überdruck, der nach einer halben Stunde das Höchstmaß von 0,4 Atm. erreicht. Dieser Höchstdruck wird dann während 45 Minuten beibehalten und gleitet darauf binnen 30 Min. langsam wieder zur Norm ab. Je nach der herrschenden Außentemperatur wird die zuströmende Luft entweder erwärmt oder abgekühlt, so daß in der Kammer ständig eine Temperatur von 20^0 C herrscht.

Möge man diese 0,4 Atm. Überdruck nicht gering schätzen, denn nach theoretischen Berechnungen entspricht dieser Druck einer Tiefe von 2700 m unter dem Bodenniveau bei einer angenommenen Temperatur von 20^0 C, was leicht zu beweisen ist, da der Barometerstand von durchschnittlich 750 auf 1020 mm Hg ansteigt und 1 mm Steigerung einer Tiefe von 10 m entspricht. Auf eine Wassersäule umgerechnet, würde dieser Druck einer Wasserbelastung von 4 m unter dem Wasserspiegel gleich sein; denn 0,1 Atm. ist ja gleich dem Druck einer Wassersäule von 1 m Höhe.

Über den Wirkungsmechanismus der pneumatischen Kammer ist folgendes zu sagen: Die Behandlung in pneumatischen Räumen ist bei Erkrankung der Atmungsorgane naheliegend. Durch den veränderten Druck und durch Zufuhr reiner, reizkörperarmer Luft können die Atmungsorgane vorerst während der Behandlung unter geänderten, besseren Verhältnissen arbeiten und werden so daran gewöhnt, auch unter gewöhnlichen klimatischen Verhältnissen leistungsfähig zu bleiben. Der Wirkungserfolg der Kammersitzung läßt sich, wie aus übereinstimmenden Untersuchungen hervorgeht, in folgenden Punkten zusammenfassen:

1. Da die auf der Lunge lastende Luftsäule stärker drückt, kann die Einatmung müheloser, rascher und intensiver werden: es wird mehr Luft eingeatmet.

2. Durch den Überdruck werden die kleinen und kleinsten Luftröhrenverästelungen erweitert und damit der Krampf dieses Röhrensystems, der bei den Asthmatikern den Anlaß zu den gefürchteten Atemnotanfällen gibt, gelöst.

3. Durch die Erweiterung der Bronchien und die tiefere Atmung wird der durch die Inhalation gelockerte Schleim — nach Lösung der Verklebungen an den Bronchialwänden — leichter ausgehustet.

4. Tritt bei der Einatmung nicht nur durch den erhöhten Innendruck eine Erweiterung der Bronchien ein, sondern das Zwerchfell, der Lunge Platz machend, tritt ebenfalls um einige Zentimeter tiefer als in der Norm, was von Wiener

(vgl. dazu B l u m a u e r [1939]) auch röntgenologisch festgestellt wurde.

5. Nun hat die komprimierte Luft einen erhöhten Sauer-
stoff-Partialdruck, welcher für die Größe des Sauerstoff-
übertrittes von der Lunge in das Blut maßgebend ist; bei
erhöhtem Partialdruck wird sich also die Sauerstoffaufnahme
von der Lunge ins Blut leichter vollziehen, deshalb werden

6. weniger Atemzüge notwendig, die Atmungsfrequenz
sinkt, während die Atemtiefe steigt, die Atmung wird aus-
giebiger.

7. Durch die Entfaltung der elastischen Teile des Atmungsapparates wird die Atemfläche vergrößert und auch damit
der Gasaustausch erleichtert.

8. Es wird bei der Ausatmung vor allem die schlaffe Bauch-
muskulatur durch den erhöhten Druck von außen beeinflußt, indem diese die Baucheingeweide bei der Ausatmung
gegen das schlaffgewordene Zwerchfell treibt und so die ge-
blähte Lunge von unten her auspreßt; außerdem ist der Körper gezwungen, den Widerstand des erhöhten Druckes zu
überwinden und dadurch kräftiger auszuatmen.

9. Dies bedingt wieder eine vermehrte Kohlensäureabgabe
als Gasschlacke aus dem Blut und bewirkt als Endergebnis
eine Stärkung und Vermehrung des Gasstoffwechsels und
damit eine Verbesserung der „Zellatmung". Dadurch wird
der Blutkreislauf gefördert, die Herztätigkeit erleichtert.

10. Die bei unseren Kranken gewöhnlich geschwollenen
Schleimhäute der Atmungsorgane erfahren einen Druck auf
ihre Oberfläche, der den Blutüberschuß herabsetzt.

11. Die günstige Beeinflussung des Kreislaufes in kompri-
mierter Luft zeigt sich in einer Vergrößerung der mit jedem
Schlag aus dem Herzen geschleuderten Blutmenge (Schlagvolumen) an, im Absinken der Pulszahl und sehr oft in einer
Senkung des Blutdruckes, sofern er nicht exzessiv erhöht
ist; die Zahl der roten Blutkörperchen zeigt nach längerer
Behandlung eine deutliche Vermehrung; der Bluteisengehalt
steigt.

12. Allgemein findet eine Umstellung der Gefäßnerven-regulation statt; auch nach der Sitzung bleibt das Atem-volumen größer als vorher: es bildet sich eine erhöhte Atmungskapazität aus, die von Sitzung zu Sitzung steigt.

Als H a u p t a n z e i g e n für die Kammerbehandlung sind anzuführen: die Erkrankungen der Atmungsorgane und in ihrer Wechselwirkung auch die des Herzens und Kreislaufes, also Krankheiten der oberen und tieferen Luftwege mit ihrer Anschoppung von Sekretmassen, die Lungenblähung (Emphysem), das Bronchialasthma (Luftröhrenkrampf), Zustände mit gestörter Sauerstoffanreicherung des Blutes und Kreislaufbehinderung, vor allem soweit sie auf mangelnde Atmungstätigkeit zurückzuführen sind. Sogar geringere Grade von Kreislaufschwäche werden günstig beeinflußt.

Als N e b e n i n d i k a t i o n e n kommen noch Verwachsungen oder Schwartenbildungen nach überstandener Rippenfellentzündung, weiters die Bronchiektasie (sack- oder zylinderartige Erweiterung der mittleren oder kleinen Bronchien) und Schrumpfungsprozesse der Lunge in Betracht.

Die G e g e n a n z e i g e n sind: höhergradige Brustkorbverkrümmung, fieberhafte Erkrankungen, Tuberkulose und höhergradige Kreislaufschwäche.

Über die A n w e n d u n g s w e i s e und das zweckmäßige Verhalten des Kranken in der pneumatischen Kammer wäre folgendes zu sagen: Die Kammersitzungen werden ausnahmslos an aufeinanderfolgenden Tagen in der Dauer von ein bis zwei Stunden verordnet. Bei der einstündigen Sitzung steigt der Druck von 760 mm Hg auf 960 mm Hg und bei der zweistündigen auf 1030 mm Hg und fällt dann am Ende der Sitzung wieder auf den Normaldruck von 760 mm Hg.

Verhaltungsmaßregeln:

1. Der Kranke gehe ruhig, ohne Hast oder Angst zur Sitzung, um so mehr, als er sich vorher durch Einblick in die Fenster davon überzeugen kann, wie leicht die Kurgäste in

der Kammer atmen, ja vielfach durch die Besserung ihres Zustandes sogar schlafen.

2. Der Kranke sitze ziemlich gestreckt auf seinem Sessel; denn jedes Einsinken des Brustkorbes würde die Atmung verflachen und die Wirkung vermindern.

3. Normalerweise ist der Überdruck überhaupt nicht wahrzunehmen. Gegen allfälliges Ohrensausen ist es zweckmäßig, die Ohren vor Beginn der Sitzung mit bereitgestellter Watte leicht zu verstopfen. Nimmt man trotzdem ein Druckgefühl wahr, so genügt es, einen Schluck Wasser zu nehmen oder die Ausatmung bei geschlossenem Mund und Nase zu versuchen (Preßversuch).

4. Der Kranke kann sich durch Klingelsignale oder Zeichen mit der Aufsichtsperson nach außen verständigen.

5. Durch einen drehbaren Behälter kann man schriftliche Mitteilungen von und aus der Kammer vermitteln.

6. Für stärkeren Auswurf stehen Spucknäpfe mit Wasserspülung zur Verfügung.

Der Erfolg der Behandlung in der pneumatischen Kammer, die leichte Atmung, tritt bei vielen Patienten schon nach einigen Sitzungen auf, bei anderen oft erst nach Beendigung der Kur oder seltener erst nach Monaten. Bei hartnäckigen Fällen ist eine Wiederholung der Kur mehrere Jahre hintereinander notwendig.

Zusammenfassend haben wir so die pneumatische Kammer als einen überaus wichtigen Behandlungsfaktor bei Erkrankung der Atmungs- und Kreislauforgane kennengelernt; wir müssen sie heute als notwendige und unentbehrliche Methode der passiven Lungengymnastik ansehen, die eine wertvolle und einmalige Ergänzung der natürlichen Heilmittel unseres Kurortes darstellt und zur aktiven Atmungsbehandlung überleitet.

Der Respirationsapparat.

Aus den vorangegangenen Ausführungen wurde bereits ersichtlich, welch große Rolle die Ausatmung bei den Erkrankungen der Lungen- und Kreislauforgane spielt. Denn eine verstärkte Ausatmung bewirkt bei der Bronchitis ein leichteres Abhusten, beim Lungenemphysem eine Verkleinerung der vergrößerten und überdehnten Lunge, beim Bronchialasthma eine Milderung der Atemnot, bei den Herz-Kreislaufkrankheiten eine gesteigerte und erleichterte Zirkulation. Es wurde daher ein Apparat konstruiert, durch den es mehreren Kranken zugleich möglich ist, in verdünnte Luft auszuatmen, wodurch also die verbrauchte überflüssige Luft gleichsam abgesaugt und die Ausatmung dadurch vertieft und geregelt wird.

Der R e s p i r a t i o n s a p p a r a t stellt einen Unterdruckapparat dar, bestehend aus Motor und Exhaustor. Der verordnete Unterdruck beträgt zwischen 9 bis 12 mm Hg oder 0,12 bis 0,16 Atm. Vergleichen wir, daß in der pneumatischen Kammer ein Ü b e r d r u c k von 0,3 bis 0,4 Atm. besteht, so ergibt sich aus der Differenz zwischen diesem Überdruck und dem hier gebotenen Unterdruck die Wirkung auf die Elastizitätsverhältnisse der Lunge.

Der Kranke übt an einem der 28 Apparate, der mit einem beweglichen Schlauch an der Saugleitung angeschlossen ist, durch ein eigenes Mundstück mit Trompetenventil. Der Kranke atme ruhig bei etwas gestrecktem Oberkörper in das Mundstück aus und versuche durch Einziehen des Bauches die Ausatmung zu verstärken, jedoch wie immer ohne Übertreibung. An einem daneben aufgestellten Kugelschieber kann er sich die Zahl der Atemzüge anmerken. Die Zahl der Atemzüge soll durchschnittlich zwanzig sein (vgl. Tafel VII).

Ein im Raum befindliches Spirometer (Atmungsvolumenmesser) gestattet die Prüfung, um wieviel die Ausatmungsgröße zugenommen hat. Sie beträgt bei einem Erwachsenen 3000 bis 5000 ccm (Vitalkapazität), doch sind je nach Alter und Geschlecht die Volumina verschieden, wie an einer beigegebenen Tabelle abzulesen ist. Zur Messung der Vitalkapazität muß man zuerst so tief als nur möglich einatmen und

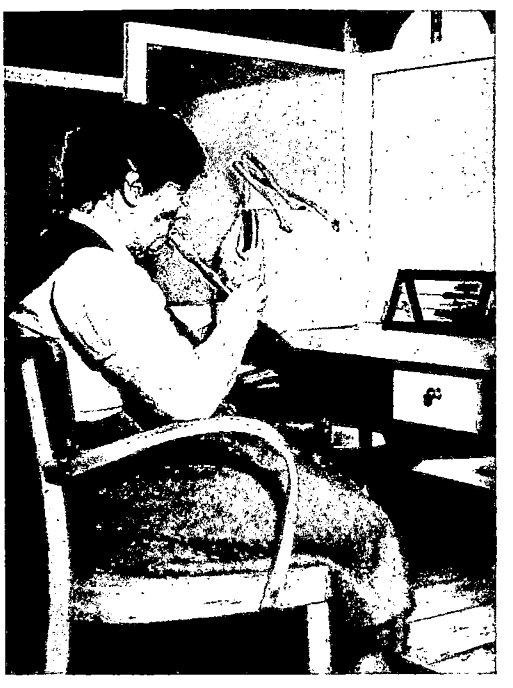

Atmungsübung am Respirationsapparat.

Das trompetenartige Mundstück ist an die Saugleitung angeschlossen; der Kugelschieber auf dem Tischchen erleichtert die Zählung der Atemzüge.

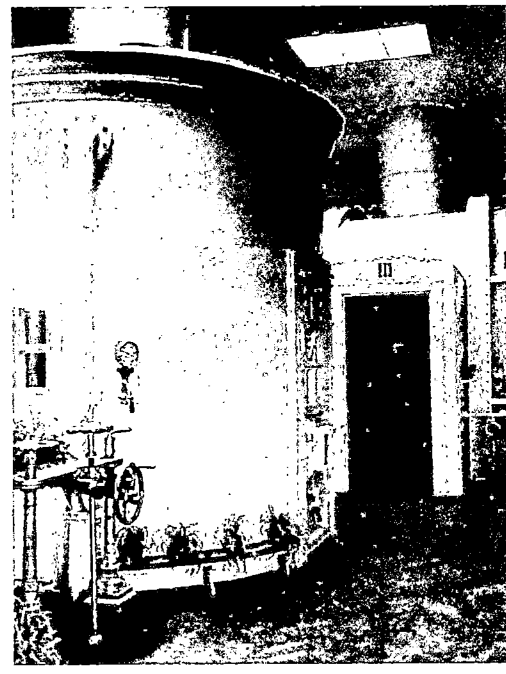

Vorraum zu den Pneumatischen Kammern.

Links die turmartige kleine Pneumatische Kammer II, im Hintergrund der Eingang in die große Pneumatische Kammer III.

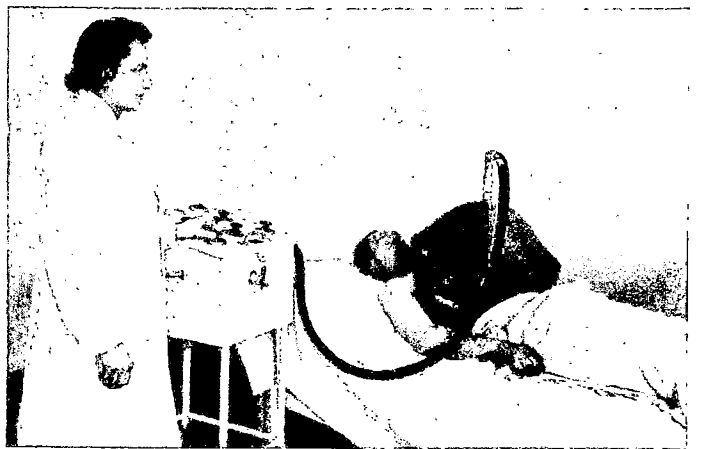

Innenansicht der großen Pneumatischen Kammer.

Der Raum ist mit Barometer, Speibecken, Trinkwasser- und Telephonanschluß versehen; Doppeltüren ermöglichen ein Ausschleusen jederzeit.

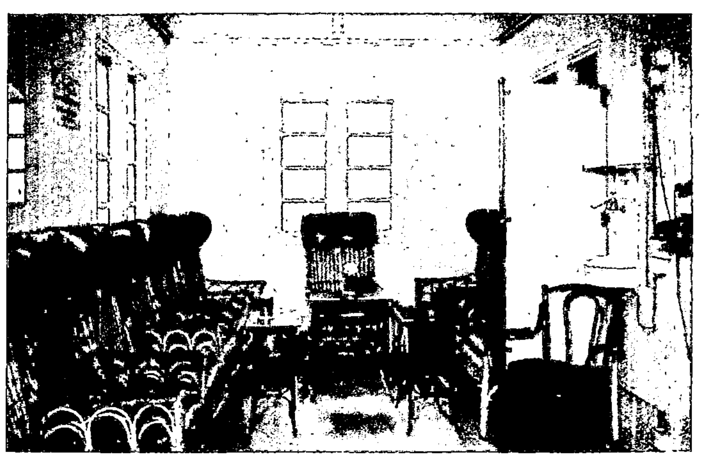

Künstliche Atmungsgymnastik mit dem Biomotor nach Eisenmenger.

Mittels der über Bauch und Brust befestigten Pelotte werden rhythmisch Druck- und
Saugwirkungen auf Bauch- und Brustraum ausgeübt, welche automatisch auch den
Luftwechsel in der Lunge herbeiführen. Atmungsfrequenz und Atemtiefe sind individuell
einstellbar.

dann durch allertiefste Ausatmung die Lungenluft in das
Spirometer blasen.

Diese Art der Ausatmungsübung leitet zur aktiven Atmungsgymnastik über.

Die aktive Atmungsgymnastik.

Ist der Kranke durch die Inhalationen, die passive und
halbaktive Atmungsgymnastik soweit vorbereitet oder ist
seine Atmung überhaupt nur in einem leicht gestörten Zustand, so kann mit aktiven Atmungsübungen begonnen werden. Bisher war dies in Bad Gleichenberg eine Sache des behandelnden Arztes. Nun wurde ein Gymnastiklehrer eingestellt, damit diese Übungen systematisch durchgeführt werden können.

Der in den Atmungswegen liegende Kehlkopf ermöglicht
durch steigende Laut- und Summübungen eine Kräftigung
der Ausatmung. Durch Einwirkung auf die Atmungsmusku-
latur in Form zweckmäßiger Gymnastik wird noch ein weiterer erfolgreicher Weg der Atmungsbehandlung beschritten.

Die günstige Beeinflussung des Kreislaufsystems durch
Atmungsübungen wurde bereits betont. Der schon genannte
Prof. H o f b a u e r, dessen Lebensarbeit der Atmungsgymnastik gilt, kommt in seinem Buche (1948) zu folgendem
Schluß: „Die präzise Beobachtung des Kranken und die daraus erfließende Erkenntnis der im Einzelfall nötigen Brem-
sung, Umschaltung, Verbindung mit entsprechender Bewegung führt zu den überraschenden Resultaten dauernder
Besserung, selbst in scheinbar hoffnungslosen Fällen."

Bei diesen Atmungsübungen beachte man die folgenden
allgemeinen Regeln:

1. Kraftanwendung soll nach Möglichkeit vermieden
werden.

2. Die Ausatmung soll mehr Zeit in Anspruch nehmen
wie die Einatmung. Ihre Bedeutung für die zweckdienliche
Atemleistung soll dem Kranken vor Augen gehalten werden.

3. Individuelle Beschwerden und Folgeerscheinungen müssen möglichst genau analysiert und berücksichtigt werden; athletische Leistungen sind abzulehnen.

Die Verbindung der Summübungen mit allgemeinen Muskelübungen führt nicht nur zu einer gesteigerten Organfunktion, sondern zu einer allgemeinen Hebung des Kräftezustandes.

Die in Bad Gleichenberg angewendeten und erlernten Übungen soll nun der Kranke auch weiterhin zu Hause durchführen, bis sie ihm zur Gewohnheit geworden sind. Durch die erzielte Leistungssteigerung ist es dann möglich, Erkrankungen, die gewöhnlich ihre Ursache in einer fehlerhaften Atmungsfunktion haben, von vornherein zu verhindern.

5. Zusätzliche Kurmittel.

Bisher wurden die ortsgebundenen Kuranwendungen, wie Trinkkur, Inhalationen, Kohlensäure-Bäder und die im Zusammenhang damit stehende Atmungsbehandlung passiver und aktiver Natur, wie sie in Gleichenberg geboten werden, besprochen. Wie einerseits diese Kurmittel nicht nur lokal die Organe und deren Funktion bessern, sondern darüber hinaus am ganzen Körper angreifen, genau so können anderseits allgemein umstimmende Maßnahmen die Organfunktion im einzelnen bessern. Seit Bestehen des Kurortes hat man daher Wert darauf gelegt, auch solche umstimmende Kurmittel anzuwenden. Wenn auch der Raum und die Einrichtungen hiefür im sogenannten Kaltbad, der hydrotherapeutischen Anstalt, durch die letzten Kriegsereignisse teilweise verlorengegangen sind, so ist vieles schon wieder aufgebaut worden, vieles aber ist in Planung und wird in verbessertem Zustande wieder eingerichtet werden.

Die Wasseranwendungen (Hydrotherapie) stellen einen alten Heilbehelf der Menschheit dar und wurden besonders durch Laien im vergangenen Jahrhundert, so durch P r i e ß - n i t z und Pfarrer K n e i p p, in breiter Basis wiederentdeckt und in die Schulmedizin in sinnvoller Weise eingebaut.

Die Kaltwasseranwendung übt gerade in ihrer Kürze einen
mächtigen Reiz auf die Hautdecke, weiterleitend auf die
tieferen Organe, aus, wodurch als Reaktion bessere Durchblutungsverhältnisse zustande kommen. Der Erfolg der
warmen oder heißen Anwendungen beruht ebenfalls auf
einer gesteigerten Durchblutung. Bei der ersteren werden
zunächst die Gefäße zusammengezogen, um sich späterhin
zu erweitern (aktive Hyperämie), während es bei letzteren
sehr bald zu einer größeren, aber passiven Füllung der Hautgefäße kommt (passive Hyperämie). Durch diese Anregung
des Blutkreislaufes wird eine gesteigerte Organ- und Abwehrfunktion hervorgerufen. Immer aber ist es die bessere
Durchblutung, die Hyperämie, die bei physikalischen Metho-
den die Heilung hervorruft. Der Reiz, der von der Hautdecke als dem größten Aufnahme- und Abwehrorgan auf
alle inneren Organe weitergeleitet wird, ist ein besonders
mächtiger. Die Reaktionen an der Körperoberfläche bewirken
immer ein Gegenspiel im Innern; wir sprechen dabei vom
viszero-kutanen Reflex, also vom Haut-Eingeweide-Reflex.
Stets erfolgt eine allgemeine Beeinflussung des vegetativen
Nervensystems, also jenes Systems, das unsere unbewußten
Körperfunktionen, die Organtätigkeit, reguliert.

Der Reihe nach werden nun die diesbezüglichen Kurmittel
besprochen, wobei ich hauptsächlich der klaren Darstellung
von K o w a r s c h i k (1948) folge.

S p r u d e l b ä d e r.

In dem vollständig erhaltenen Warmbad sind fünf Sprudelbäder eingebaut, die darin bestehen, daß aus einem am
Boden der Wanne liegendem Rost durch zahlreiche Löcher
Luft unter 3 Atm. Druck in das Süßwasserbad einströmt.
Dadurch beginnt das Bad — je nach der Stärke der Luft-
einströmung — zu sprudeln (daher der Name) und bewirkt
einen bedeutenden Hautreiz, der sich vor allem in einer Anregung und Beruhigung der Nerventätigkeit äußert.

Kräuterbäder.

Durch Zusatz entsprechender Kräuter, wie Heublume, Kamille, Eibisch, Fichtenextrakt u. dgl., tritt ein Hautreiz während des Bades durch Einwirkung der Kräuterbestandteile ein, wobei eine Aufnahme der gelösten Stoffe in die Haut je nach der Konzentration erfolgt. Sie wirken in mildem Sinne umstimmend und beruhigend.

Halbbäder.

Unter Halbbad versteht man einerseits ein Bad, bei dem die Wanne nur bis zur Hälfte gefüllt ist, gleichgültig, ob es sich dabei um gewöhnliches Wasser-, Kohlensäure-, Moor- oder ähnliches Bad handelt; anderseits wird mit Halbbad auch eine Kaltwasseranwendung bezeichnet, bei welcher der Kranke in einer halb mit Wasser gefüllten Wanne nach bestimmten Regeln übergossen und abgerieben wird. Nur von d i e s e m soll hier die Rede sein. Man benutzt dazu Wannen aus Holz, die sich von den übrigen Wannen durch ihre größere Breite und geringere Länge unterscheiden. Diese wird bis zur halben Höhe, also bis 20 oder 25 cm hoch, mit Wasser gefüllt, dessen Temperatur zwischen 28 bis 34° Celsius liegt. Der Kranke bekommt eine Kopfhülle, steigt in die Wanne, taucht zunächst bis zu den Schultern in das Wasser, beugt sich dann nach vor und wird zuerst mit einem kleinen Holzeimer fünf- bis zehnmal von rückwärts übergossen, dann unter Wasser vom Wärter an beiden Armen und Beinen frottiert, worauf der Zufluß des Wassers geöffnet wird und kaltes Wasser nachläuft. Nun folgen kurze kalte Übergießungen. Alle Handgriffe müssen rasch und flink vor sich gehen, so daß die Dauer höchstens 5 Min. in Anspruch nimmt. Dadurch kommt es niemals zu einem Kältegefühl, um so mehr, als während des Bades massiert wird; im Gegenteil, es tritt nach dem Bade eine wohlige Erwärmung ein. Die Endtemperatur liegt gewöhnlich vier Grad unter der Anfangstemperatur. Durch die Wahl der Wassertemperatur, durch die Stärke des Reibens und die Dauer des Bades läßt sich der thermische und mechanische Reiz in weiten Grenzen abstufen und so der Individualität des Kranken anpassen. Nachher ist Bewegung angezeigt; diese Art der Behandlung ist also besonders für die Sommermonate geeignet. Die Bäder werden entweder allein verordnet oder im Anschluß an Wärmeanwendungen, z. B. nach dem Lichtbad. In der beschriebenen Form wurden die Halbbäder von W i n t e r n i t z in Kaltenleutgeben eingeführt.

B ü r s t e n b ä d e r.

Bei diesen kann man durch Abbürsten der Haut mit einer weichen Bürste während des Halbbades den Hautreiz beträchtlich steigern, wobei es durch die Erweiterung der Hautgefäße zu einer bedeutenden Entlastung der tiefergelegenen Blutdepots kommt. Dieses Bürsten der Haut wird auch trokken ohne Wasseranwendung verordnet, wenn es sich darum handelt, die schlechte Durchblutung, vor allem an den peripheren Körperteilen, Armen und Beinen, zu bessern. Trokkenbürsten, vor dem Kohlensäure-Bad angewendet, erhöht dessen Wirkung.

L u f t s t r a h l a p p a r a t   u n t e r   W a s s e r.

Dieser Apparat, auch Luftpistole genannt, reißt mit 3 Atm. Druck eine vorhandene Wassersäule gegen einen bestimmten Körperteil und eignet sich daher vorzüglich zur Massage bei rheumatischen Beschwerden, Bewegungsbehinderung und gegen Fettsucht.

D u s c h e n.

Die Anwendung der Duschen haben wir aus den romanischen Ländern übernommen, wo sie viel häufiger als bei uns im Gebrauche sind. So werden z. B. in Frankreich Kaltwasserkuren vorwiegend mit Duschen gemacht.

Bei den Duschen kommt das Wasser in bewegter Form zur Anwendung, so daß neben der thermischen Komponente noch eine mechanische, bestehend aus dem Druck, den die lebendige Kraft des Strahles auf den Körper ausübt, in Erscheinung tritt. Es sind vielseitige Duschen in Anwendung: Strahlen-, Fächer-, Regen- und Staubduschen.

Durch die zweckmäßige Einrichtung des Duschenkatheters können wir den Druck und die Wärme zentral regeln und bedienen. Von ihm aus ist es möglich, auch die sogenannten Wechselduschen mit lang-warm, kurz-kalt zu geben oder mit einem Dampfstrahl zu kombinieren: „Schottische Dusche." Bei Herzkranken werden wir die Duschen vorsichtiger verwenden, während wir bei Rheumatismus und bei Fettleibigen steigernd kräftiger behandeln.

Das Lichtbad.

Die Anwendung von Wärmeprozeduren war bei den alten Römern in ihren Thermen bereits in einer nie mehr erreichten Vollendung ausgebaut. Es gab Heißluft- und Dampfräume sowie warme und kalte Schwimmbäder in diesen Bauten. Im Mittelalter waren in unseren Ländern die Badestuben weit verbreitet, wo zugleich massiert, geschoren und zur Ader gelassen wurde. Nach dem Dreißigjährigen Krieg verfielen diese Einrichtungen und sind erst in jüngster Zeit wieder wissenschaftlich und praktisch ausgebaut worden. Die sogenannte Überwärmungstherapie, also Bäder, die durch ihren Temperaturgrad eine höhere Körpertemperatur erzeugen, ist derzeit aktuellste Behandlungsmethode. Als Vertreter dieser Badeart haben wir in Gleichenberg das Lichtbad, das wegen seines Erfolges in steigendem Maße verordnet und gewünscht wird. Durch die höhere Körpertemperatur kommt es zu einer Beschleunigung des Blutkreislaufes und damit zu einer besseren Verbrennung der Stoffwechselschlacken. Nicht umsonst haben sich die alten Ägypter nicht mit unseren Worten: „Wie geht es Dir?", sondern mit „Wie oft schwitzest Du?" begrüßt. So wird auch das Fieber neuerdings als Heilfieber bezeichnet, dessen Unterdrückung nur ausnahmsweise als zweckmäßig betrachtet werden kann.

Besonders beim Bronchialasthma hat schon der berühmte Internist S t r ü m p e l l (1919) auf die einzigartige Wirkung der Lichtbäder verwiesen. Durch die Einwirkung der Überwärmung kommt es zu einer Lösung des Bronchialmuskelkrampfes, der das Asthma erzeugt, und dadurch auch zu einem leichteren Abhusten. Ein ähnlicher Weg wurde chemisch versucht, indem man durch Einspritzung von abgetöteten Bakteriensubstanzen (z. B. Pyrifer) eine Temperaturerhöhung erzeugte, die sehr oft auch bei Versagen anderer medizinischer Mittel den Asthmaanfall aufhebt. Nur hat die Steigerung der Körpertemperatur auf physikalischem Wege den großen Vorzug, daß sie leicht steuerbar ist und bei halbwegs gutem Kreislauf keine Schädigung hervorrufen kann.

Das Lichtbad besteht aus einem Holzkasten, der durch zwei kleine Türen von außen zu öffnen ist. Der Kopf ragt über dem Kasten aus einem Einschnitt heraus, der durch ein Tuch abgedichtet wird. Zahlreiche Glühbirnen erzeugen die Erwärmung, die gewöhnlich auf eine Lufttemperatur von 50 bis 60° Celsius in 15 bis 20 Min. getrieben wird und bei dem Kranken eine Erhöhung der Körpertemperatur um einen Grad bewirkt.

Anschließend an das Lichtbad wird ein Voll- oder Halbbad genommen, bei aufgelockertem Bindehautzellgewebe kann zweckmäßigerweise eine Massage angeschlossen werden. Gerade in den letzteren Jahren hat sich die Verträglichkeit des Lichtbades auch bei älteren Patienten gezeigt. Der Kreislauf hält bei halbwegs normalen Verhältnissen dieser Belastung stand. Die Hauptanzeige für das Lichtbad bilden, wie bereits erwähnt, das Asthma bronchiale, aber auch andere katarrhalische Erkrankungen, rheumatische Leiden und Fettsucht.

D i e M a s s a g e.

Durch die Handgriffe der Massage, wie Streichen, Reiben, Kneten oder Klopfen, werden die Haut und die darunterliegenden Weichteile mechanisch beeinflußt. Der mechanische Reiz wirkt von der Hautfläche auf die Blutgefäße, die sich erweitern, wobei auch die ruhenden Kapillaren (Haargefäße) eröffnet werden. Die dadurch entstandene aktive Hyperämie (bessere Durchblutung) teilt sich auch den tieferen Gewebsschichten mit. Als Effekt zeigt sich eine Steigerung des örtlichen Stoffwechsels, eine Besserung der Ernährung und Hebung der Funktion, eine raschere Resorption von Ermüdungsstoffen oder krankhaften Ablagerungen. Darüber hinaus findet durch den beschleunigten Lymphstrom eine Mobilisierung vermehrter Gewebsflüssigkeit statt.

Der Reiz, den die Massage setzt, wirkt auch als Reiz auf das vegetative (Organ-) Nervensystem, wodurch die Funktion der Lunge, des Herz-Kreislauf- und des Magen-Darmsystems sowie anderer Organe günstig beeinflußt wird.

Durch den mechanischen Reiz der Massage ebenso wie durch einen Badereiz werden in den Hautzellen hormonale Stoffe, sogenannte Lokalhormone, frei, die, in die Blutbahn aufgenommen, eine Allgemeinwirkung erzeugen (H-Substanzen nach L e w i s).

Einzelne allgemeine Grundregeln mögen noch erwähnt werden: der zu behandelnde Körperteil muß entblößt, gestützt und so gelagert werden, daß es zu einer vollkommenen Entspannung der Muskulatur kommt. Um das Gleiten der Hand auf der Haut zu erleichtern, verwendet man pulverisierten Talk oder nichtreizende Öle. Besonders ist ein Gleitmittel dann notwendig, wenn die Haut behaart, sehr trocken oder sehr feucht ist. Die Massage soll zuerst schonend begonnen, mit der Zeit aber verstärkt werden, was besonders dann notwendig ist, wenn es sich um Muskelhärten oder Weichteilverwachsungen handelt.

Dreht es sich darum, einzelne krankhafte Gegenden zu massieren, so sprechen wir von einer örtlichen Massage, die in der Regel 10 bis 15 Min. dauert, während die allgemeine Massage, hauptsächlich bei Fettsucht, 20 bis 30 Min. lang angewendet wird.

Das Darmbad.

Unsere Kranken leiden häufig an chronischer Obstipation und an Blähungen, welche Leiden auch Atmung und Kreislauf beeinflussen. Hiefür hat sich das subaquale (Unterwasser-) Darmbad nach System Doz. B r o s c h, Wien, sehr bewährt. Wir können mit ihm den ganzen Dickdarm und reflektorisch auch den Dünndarm von den Fäulnisprodukten verhaltener Kotmassen reinigen.

Während Spülungen mit reinem oder destilliertem Wasser durch ihren Salzentzug Entkräftigung bewirken, können wir gerade mit dem Gleichenberger Quellwasser, dessen Konzentration (0,7 %) der des Blutes ganz nahekommt, viel schonender einwirken und dabei die natürlichen Salzelemente der Quelle in Ionenform dem Körper zuführen. Damit diese im Körper besser behalten werden, ist ein Zusatz von Kolloiden in Form von Teen oder Pflanzenaufgüssen zweckmäßig.

In Karlsbad wurden erstmalig Spülungen erfolgreich mit Quellwasser in ausgedehntem Maße durchgeführt und haben sich so bewährt, daß auch mit einer Reihe anderer Quellen Versuche gemacht wurden und die günstige Wirkung bestätigt werden konnte. Die Quellwasser-Spülung scheint demnach die Idealspülung für das Darmbad zu sein, wobei nicht sosehr die Konzentration, als vielmehr die besondere natürliche Zusammensetzung mit ihren vielen Ionen und Spurenelementen zur Wirkung kommt.

Der Kohlensäuregehalt der Gleichenberger Quelle wirkt dabei anregend auf die Sekretion und die Durchblutung der Darmwand. Wird nun die Spülung nicht im gewöhnlichen Wasser, sondern im Quellwasser-Bad genommen, so erhöht sich die Wirkung noch durch die Einflüsse des Solbades, die über die Hautdecke auf die inneren Organe zustande kommen, wobei noch die Verringerung der Schwerkraft im Bade bei der Darmspülung eine begünstigende Rolle spielt.

*

Eine ausgedehnte Schlammbehandlung soll den Rheuma- und Frauenheilbädern vorbehalten bleiben; im einzelnen haben wir die Möglichkeit, bei Kranken, die auch über lokale rheumatische Beschwerden klagen, Schlammkompressen zu verwenden.

Durch die Kriegsereignisse ging leider das in einer schönen Umgebung gelegene Strandbad zugrunde, dessen Fehlen besonders von den jüngeren Kurgästen sehr empfunden wird. Man ist sehr bestrebt, nach Lösung der Platz- und Wasserfrage ein neues Schwimmbad zu errichten. Es würde zugleich die beste aktive Bewegungstherapie, Abkühlung und Erholung im Sommer bedeuten.

B. Die Anwendungsgebiete der Gleichenberger Heilkuren.

Der natürliche Heilschatz und die darauf aufgebauten Einrichtungen ergeben die Auswahl der Erkrankungen, für die sich Bad Gleichenberg besonders eignet. Ihre nun folgende Erwähnung soll zum besseren Verständnis und dadurch zur erfolgreichen Anwendung des Kurgebrauches führen.

1. Die katarrhalischen Erkrankungen der Atmungswege.

Soll die dem Leben notwendige Atmungsluft richtig ausgewertet werden, so ist die Intaktheit der Atmungsschleimhaut von der Nase bis in die zahlreichen kleinsten Lungenbläschen und das richtige Funktionieren ihrer feinen Mechanismen grundlegende Voraussetzung.

Durch den wundervollen Bau der Nase mit ihren schwellbaren Muscheln, den feinen Gängen und dem klebrigen Schleimüberzug wird die Luft von den groben Elementen befreit, deren Eindringen oft mit einem Niesreiz beantwortet wird.

Anderseits gleicht die Blutwärme in den feinen Nasenwegen die Luft der Köpertemperatur an. Riechzellen registrieren den angenehmen oder abstoßenden Geruch der eingeatmeten Luft und beeinflussen damit auch wieder den Geschmack. Diese Hauptfunktionen allein charakterisieren die schon so oft erwähnte Wichtigkeit der Nasenatmung. Katarrhe der Nase können aber auch auf die Nasennebenhöhlen, auf die Stirn-, Kiefer-, Siebbein- und Keilbeinhöhlen übergreifen, um dort eine überaus hartnäckige Entzündung zu erzeugen, die bei Fortbestehen in die tieferen Luftwege weiterwandert. Auf demselben Wege können auch Erkrankungen des Mittelohres entstehen; Kopfschmerzen, Schwindel, Abgeschlagenheit, verstopfte Nase, das sind die alarmierenden und quälenden Zeichen.

Entzündliche Veränderungen der Nase, Schwellungen, Deformitäten und dadurch behinderte Nasenatmung sind aber auch eine häufige Ursache des asthmatischen Anfalles. Manchmal wird sogar eine vorausgehende chirurgische Behandlung notwendig sein, gewöhnlich aber genügt die schonende Inhalationsbehandlung allein, um diese Ursache zu beseitigen.

Auf dem weiteren Wege streicht die Luft am lymphatischen Rachenring — deren Hauptteil die sogenannten Mandeln bilden — vorbei, der bei Intaktheit als Filter von Staub und Krankheitserregern von großer Bedeutung ist.

In den Atmungsweg eingebaut ist auch der Kehlkopf. Dringen gröbere Teilchen in der Luft noch bis zu ihm vor, so beantwortet er den Reiz mit einem Hustenstoß, ähnlich wie die Nase mit einem Niesreiz reagiert. Erkrankungen der Stimmbänder, gekennzeichnet durch Rötung, Schwellung und Verdickung, zeigen als Hauptmerkmal ihrer Funktionsstörung eine lästige Heiserkeit.

In den tieferen Luftwegen ist eine Abwehrfunktion für gröbere Partikelchen nicht mehr so leicht gegeben. Wohl haben wir auch hier wunderbare Vorrichtungen zur Entfernung eingeatmeter Fremdelemente. Die unentwegt schlagenden Flimmerhärchen der Schleimhaut befördern einen Teil eingedrungener Teilchen durch ihre Schlagrichtung nach außen; ein anderer Teil wird aber durch die Polizei unseres Blutes, die Freßzellen oder weißen Blutkörperchen, und verwandter Zellen den nächsten Lymphdrüsen zugeführt.

Sind nun diese wunderbaren Einrichtungen des Körpers gestört, so kommt es zu den verschiedensten Erkrankungen, teils mit übermäßiger, schleimig bis eitriger Sekretion infolge zu starker Reaktion, teils aber auch, durch die Verminderung der Schleimhautleistung, zur Austrocknung. Diesfalls kommt es öfters durch den Fremdkörperreiz zu leichten Blutungen. Letztere Form trifft man vor allem in den Städten an, wo es durch den dauernden Reiz der schlechten Einatmungsluft zu einem Versagen der Schleimhautleistung kommt.

Die krankhaften Erscheinungen sind also mannigfacher Natur: die verstopfte Nase mit dem chronischen Nasennebenhöhlenkatarrh, die chronische Mittelohrentzündung, der scheinbar so leichte, aber doch durch das ständige Kratzen so hartnäckige Rachenkatarrh, der chronische Katarrh des Kehlkopfes mit der für viele Berufe so störenden Heiserkeit und der zähschleimige, manchmal überreichlich sezernierende Bronchialkatarrh, der sogar bei längerer Dauer zu Ausweitungen der Bronchien, der gefürchteten Wabenlunge, führen kann.

Zunächst gilt es, das Organ ruhig zu stellen. Die freie, durch keinerlei Industrie verunreinigte Luft des Kurortes und deren relativ hohe Feuchtigkeit bilden allein schon eine heilende Atmosphäre. Wie groß der Unterschied in der Luftreinheit sein kann, geht daraus hervor, daß in Industrieorten ein zwanzigfach höherer Gehalt an Staubteilchen pro Raumeinheit in der Luft anzutreffen ist als in industriefreien Orten. Solche Staubkörner wirken natürlich nicht nur mechanisch schädigend auf die zarten Schleimhäute, sondern sie setzen auch chemische Reize, die Anlaß zu erhöhter Sekretion, Reizhusten, ja sogar zu Krämpfen der Bronchialmuskulatur geben. Die geringe Temperaturdifferenz zwischen Tag und Nacht in Bad Gleichenberg setzt den Erkältungsreiz herab und erlaubt längeren Aufenthalt im Freien. Zu diesen einmalig günstigen klimatischen Verhältnissen kommt die Wirkung der zweckmäßig angewandten n a t ü r l i c h e n K u r m i t t e l.

Durch die T r i n k k u r mit dem Heilwasser, dessen Salze über die Resorption im Darm in den Blutkreislauf gelangen, werden die Schleimmassen verflüssigt und die Schleimhautfunktion zu erhöhter Tätigkeit angeregt (postresorptive Wirkung).

Durch die N a s e n s p ü l u n g werden trockene Nasen mit Krustenbildung, die sich bis zur Stinknase entwickeln können, mit warmer Konstantin-Quelle gereinigt. Doch soll das im einzelnen Fall vom Arzt angeordnet werden, da das Nasenspülen nur in besonderen Fällen von Vorteil ist. Auch kann es manchmal reizend wirken und die Spülflüssigkeit kann mitunter in die Neben-Nasenhöhlen und in das Mittelohr eindringen.

Auch beim G u r g e l n bevorzugen wir heute die milde Form des sogenannten Rachenbades. Zu kräftiges Gurgeln führt zu entzündlichen Reizzuständen.

Der Kranke kommt oft nach anfänglichem Kurgebrauch zum Arzt und beklagt sich über Verschlimmerung. Eine häufige Ursache davon ist der Mißbrauch von Nasenspülungen und von Gurgeln sowie die forcierte Inhalation.

Die Einwirkung der I n h a l a t i o n ist klar. Die Quellsole trifft bei der Sole-Inhalation in chemisch und mechanisch feinst verteilter Form unmittelbar die Atmungswege und wirkt nun durch ihren Hydrokarbonat- und Chloridgehalt schleimverflüssigend und sekretionsfördernd, während die Kohlensäure eine bessere Durchblutung erzeugt.

Bei gewissen Formen ist, wie schon erwähnt, die Anwendung von warmer Inhalation mit entsprechendem Medikamentenzusatz angezeigt, die jedoch nur in mehreren Intervallen von drei bis fünf Minuten durchzuführen ist.

Auch die p n e u m a t i s c h e K a m m e r wirkt auf die Katarrhe der Atmungsorgane durch die bessere Durchblutung und die Verflüssigung des Schleimes — mit dem dadurch leichteren Abhusten — erfolgreich ein.

Unterstützend neben diesen lokalen Behelfen ist die Verabfolgung der allgemein umstimmenden Anwendungen: Sprudelbäder, Halbbäder, Duschen oder Kohlensäure-Bäder mit ihrer Wirkung auf den Kreislauf erhöhen die Gesamtleistungsfähigkeit des Körpers und bewirken, in steigender Weise verabfolgt, eine Abhärtung, die weit über die Kurzeit, das ganze Jahr hindurch, anhalten und so eine grundsätzliche und dauernde Heilung erreichen soll.

Erfahrungsgemäß wissen wir, daß katarrhalische Erkrankungen, auch soweit sie Begleiterscheinungen von Asthma und Emphysem sind, fast ausnahmslos rasch gebessert werden, während die Behandlung der Grundleiden eine größere Geduld und längere Zeit erfordert.

2. Das Emphysem.

Das Emphysem wird deutsch auch als Lungenblähung bezeichnet oder, wie sich der Wiener ausdrückt, als „Lungendampf". Es wird immer wieder mit dem Bronchialasthma verwechselt, weil die meisten Menschen, die wenig Atem bekommen, glauben, an Asthma zu leiden. Nun ist das Asthma eine auch in Ruhe anfallsweise auftretende Atemnot, während die Atemnot beim Emphysem bei Bewegung oder Belastung auftritt und in der Ruhe kaum zu merken ist. Ein gewisses Altersemphysem kann man bei jedermann feststellen. Es ist durchwegs geringen Grades.

Das Emphysem erzeugt also schon bei kleinster Bewegung, beim Niederbeugen, beim geringsten Tragen eine Atemnot, die in der Ruhe gewöhnlich wieder verschwindet.

Die krankhaften Lungenveränderungen hiebei bestehen in einer Erweiterung der Lungenbläschen, die sogar durch Atrophie einzelner Wandungen zusammenfließen können, wodurch die Atmungsfläche verkleinert wird; mit ihr gehen auch die kleinsten Blutgefäße, die den Sauerstoffaustausch besorgen, zugrunde. Damit tritt eine schwerste Schädigung des Herz-Kreislaufsystems ein, weil das Herz genötigt ist, eine verengte und verkleinerte Strombahn zu überwinden. Immer können wir auch eine Starre des Brustkorbes, wie man sich medizinisch ausdrückt, einen faßförmigen Thorax, vorfinden, der in Einatmungsstellung weitgehend fixiert ist.

Ursachen dieser Erkrankung gibt es vielerlei: Vor allem die chronische Bronchitis, die durch die Verstopfung der Atemwege die Ausatmung behindert, dann die forcierte Einatmung, wie sie bei vielen Berufsmusikern, Bläsern u. dgl. vorkommt; aber auch eine mangelhafte Bauchatmung, die das Zwerchfell nicht genügend mobilisiert und wie sie am häufigsten bei fettleibigen Konstitutionen mit Hängebauch anzutreffen ist, wirkt begünstigend auf seine Entstehung. Es ist naheliegend, daß man einer Erkrankung, die vor allem in der gestörten Durchatmung besteht, mit allen Formen der Atmungsgymnastik zu Leibe rückt. Von einer Seite nur dieses schwierige Leiden anzugehen, ist erfolglos, denn wir müssen uns zwei Tatsachen vor Augen führen, die der leider zu früh verstorbene Kurarzt Dr. E n s b r u n e r jun. (1935 und 1936) herausgearbeitet hat.

1. Unbehandelt, schreitet die Entwicklung des Emphysems fort.

2. Während geringere Grade von Elastizitätsschwund in der Lunge, vor allem wenn sie die Folge einer chronischen Bronchitis sind, zu behandeln, ja zu heilen sind, können höhergradige Dehnungserscheinungen der Lunge nur mehr gebessert oder ihr Fortschreiten zum Stillstand gebracht werden. Es ist daher notwendig, je nach dem Grad der Erkrankung, alle Formen der Atmungsgymnastik spielen zu lassen.

Bei schwersten Fällen regulieren wir mit der kräftigsten Art, dem B i o m o t o r, die richtige Atmung ein. Für fast alle Fälle aber müssen wir die p n e u m a t i s c h e K a m m e r gebrauchen. Denn durch das Abschwellen der Schleimhaut, durch die Verflüssigung des Sekretes, durch das Freiwerden der Luftwege unter dem erhöhten Druck, vor allem durch die Erleichterung der Ausatmung und durch die besseren Durchblutungsverhältnisse werden wir den Zustand am günstigsten beeinflussen. D i e n e r (vgl. dazu B l u m a u e r [1939]) hat im Staatlichen balneologischen Institut in Ems die Atmungskapazität vor und nach der Kammerbehandlung gemessen und konnte bei Emphysem mittleren Grades eine Zunahme der Atmungsgröße um die H ä l f t e, bei schwereren Fällen um ein D r i t t e l feststellen. Diese Zahlen decken sich mit meinen Aufzeichnungen in Bad Gleichenberg (B l u - m a u e r, 1940).

Nach dieser Vorbehandlung oder schon während dieser kommt der Kranke zum R e s p i r a t i o n s a p p a r a t und übt dabei durch Ausatmen in verdünnte Luft die richtige Form der zweckmäßigen und zunächst durch das Absaugen noch erleichterten Ausatmung.

Bei der vom Arzt weiterhin verordneten, von ihm oder von einem Atmungsgymnastiker vorgeübten richtigen Atmung lernt dann der Kranke selbsttätig alle Hilfen zu gebrauchen, um die Lungenblähung zu überwinden. Der Erfolg zeigt sich nicht nur in der besseren Atmung, sondern dadurch auch im gesteigerten Wohlbefinden und in der größeren Leistungsfähigkeit im allgemeinen.

Die häufigste U r s a c h e d e s E m p h y s e m s, die chronische Bronchitis, wird durch die Trinkkur und die Inhalationen beseitigt, in hartnäckigen Fällen zumindest gemildert.

Der Folgezustand, die Kreislaufschwäche, wird durch das hier gebotene Kohlensäure-Bad äußerst günstig durch die besseren Durchblutungsverhältnisse beeinflußt.

Die gestörte Stoffwechsellage, die in Form von Fettsucht so häufig ein begünstigendes Moment der Emphysementstehung darstellt, wird durch die diätetischen sowie physikalischen Behelfe (Hydrotherapie und Massage), die zugleich der Abhärtung dienen, ursächlich behandelt.

Man sieht daraus, daß es gerade durch die vielfältigen Kurmittel, die in Gleichenberg zur Verfügung stehen, möglich ist, die gefürchtete und quälende Atemnot des Emphysems von allen Seiten anzugreifen, wie es der Erfolg an tausenden Kranken bewiesen hat.

3. Das Asthma bronchiale.

Als Asthmakurort hat Bad Gleichenberg wohl den besten und bekanntesten Ruf in Österreich und weit über seine Grenzen hinaus. Und nichts ist eindrucksvoller für den Kurgast, als wenn er einen um Luft ringenden Asthmatiker während des Anfalles beobachten kann. Zugleich entsteht aber bei jedem Beobachter die Angst, daß er auch einmal solche Anfälle bekommen könnte. Zunächst zur Beruhigung: diese Anfälle sind zwar für den Träger äußerst unangenehm und peinigend, aber im großen und ganzen h a r m l o s und n i e lebensgefährlicher Natur. Denn machen wir uns klar: Das Bronchialasthma ist eine anfallsweise auftretende Atemnot, durch Krampf der Muskulatur und Schwellung der Schleimhaut hervorgerufen, die durch eine fehlerhafte Innervation ausgelöst wird. Nach Lösung des Anfalles atmet der Kranke auch bei Anstrengung vollkommen ruhig. Beim Lungenemphysem ist die Atemnot keine so beträchtliche, keine so starke, tritt aber bei jeder Anstrengung durch ungenügende Lungenventilation auf. Viel seltener ist das H e r z a s t h m a, das nur bei schweren Herzkreislaufstörungen vorkommt und sich in einer Störung der Einatmung zeigt, während beim Bronchialasthma die Ausatmung behindert ist.

Das Bronchialasthma tritt oft schon im Kindesalter auf, gibt aber trotzdem in diesem Alter keinen Anlaß zur Besorgnis, da es sich durch Behandlung fast immer verliert. Daher kann man öfter schon kleine Kinder in der pneumatischen Kammer als Kurpatienten antreffen.

Das Bronchialasthma wird hervorgerufen:

1. durch vorangegangene katarrhalische Erkrankungen der Atmungsschleimhaut und

2. durch eine allergische Reaktionsweise auf artfremde Eiweißkörper. Immer aber muß, wie erwähnt, eine nervöse

Fehlsteuerung die Anfallsbereitschaft einleiten. Während die katarrhalischen Vorerkrankungen keiner weiteren Erläuterung bedürfen, müssen einige Worte über die Allergene angefügt werden.

Allergene sind Reizkörper, die aus dem Milieu und Klima, der tierischen, pflanzlichen oder chemischen Umwelt stammen. Die K l i m a a l l e r g e n e bestehen in der Gesamtheit aller Kleinlebewesen und den anorganischen und organischen Staubteilchen, die in der Luft schweben, aber auch aus noch nicht hinreichend erklärbaren Klimawirkungen, wie Besonnung, Luftfeuchtigkeit, Windeinwirkung, Außentemperatur, Höhe über dem Meeresspiegel, Schwankungen der Wetterlage, psychische Situationen, die durch Dunst und Geruch hervorgerufen werden u. dgl. A l l e r g e n e a u s d e r T i e r w e l t können Tierhaare, Hautschüppchen und Federn sowie auch Geruchswirkungen sein. Es gibt Kranke, die aus völligem Wohlbefinden beim Betreten eines Stalles oder in der Nähe eines Federpolsters einen Asthmaanfall bekommen, oder nach Berührung mit Hunden, Katzen oder Vögeln. Von den A l l e r g e n e n a u s d e r P f l a n z e n w e l t sind die bekanntesten die Pollen (Blütenstaub) der blühenden Gräser, die zum äußerst lästigen Heuschnupfen oder Heuasthma führen. Solche Kranke müssen natürlich die Zeit der Heublüte, die gewöhnlich von Ende Mai bis zur Heumahd Ende Juni dauert, als Kurzeit meiden. Weiters gehören hierher Schimmelpilze, Blüten, Baumwolle, Flachs, Hanf und ähnliches. C h e m i s c h e A l l e r g e n e sind verschiedene Medikamente, Puder, Hausstaub, Ruß und vor allem Mehl; es gibt junge, sonst gesunde Männer, die bei ihrem Beruf als Bäcker oder Müller an Asthma leiden. Jede Berührung mit Mehlstaub oder das Betreten der Mühle ruft bei ihnen einen Asthmaanfall hervor. Aber auch durch N a h r u n g s - u n d G e n u ß m i t t e l, wie Kuhmilch, Eier, Fisch, Fleisch, pflanzliche Nahrungsmittel, Getränke und Gewürze, kann ein Asthma erzeugt werden.

Durch Einverleibung kleinster Mengen dieser genannten Stoffe unter die Haut kann festgestellt werden, auf welche Art von Reizkörpern der Kranke reagiert (Testung). Einspritzungen kleinster Mengen dieser Stoffe in steigendem Maße beseitigen manchmal die Anfälligkeit (Desensibilisierung).

Die Allergielehre hat viel Licht in das Dunkel der Asthmaentstehung gebracht, jedoch hat der Erfolg der ausschließlichen antiallergischen Behandlung die anfänglich übergroßen Hoffnungen enttäuscht. Denn der Kranke ist gewöhnlich für mehrere Reizkörper empfindlich, und diese wechseln wieder in verschiedener Umwelt und bei verschiedener Disposition, ja bei verschiedener seelischer Verfassung. Ich habe gerade heuer eine Patientin behandelt, die mir wörtlich angab: „Wenn ich fröhlich bin, bekomme ich bei einem Gang durch eine blühende Wiese kein Asthma!"

Tatsächlich haben wir die Erfahrung gewonnen, daß schon durch den Aufenthalt in dem reinen und milden Klima des Kurortes die Anfälligkeit auf die artfremden Stoffe weitgehend herabgesetzt wird. Durch die Behandlung mit den hier gegebenen physikalischen Kurmitteln wird die Anfallsbereitschaft weiterhin gesenkt. Ist nun einmal eine Zeit der Beruhigung für den Organismus eingetreten, so hält der Erfolg auch an.

Wie die Lungenblähung, müssen wir das Asthma und seine Folgezustände von allen Seiten her bekämpfen. Die katarrhalischen Erkrankungen, an denen, statistisch nachgewiesen, zwei Drittel der Asthmatiker leiden, werden in äußerst erfolgreicher Weise durch Trinkkur und Inhalationen beeinflußt. Wir verwenden vor allem die meist adrenalinhaltigen, krampflösenden Apparatinhalationen, abwechselnd mit den feinen Berieselungen der Sole-Inhalation. Durch den Biomotor und die pneumatische Kammer regulieren und erleichtern wir die gestörte Ausatmung. Durch den erhöhten Druck der Kammer werden der Bronchialmuskelkrampf gelöst, der

Schleim gelockert, die Zwerchfellbeweglichkeit und damit die Durchblutungsverhältnisse der Lunge gebessert.

In den natürlich-kohlensauren Bädern haben wir einen wertvollen Behelf, den beim Asthma sehr oft gestörten Kreislauf zu verbessern.

Ein Kurmittel hat sich beim Asthma noch besonders bewährt: das Lichtbad. Infolge seiner überwärmenden Wirkung übt es einen umstimmenden Einfluß auf die nervöse Regulation aus, gleichzeitig mit dem Schweißausbruch kommt es zu einer Schleim- und Krampflösung.

Manchmal müssen auch diätetische Verordnungen, entsprechende Medikamentation und krampflösende Injektionen sowie solche, die den Blutkalziumgehalt erhöhen, die Kuranwendung unterstützen.

Beim kindlichen Asthma werden wir in entsprechender Dosierung dieselben Kurbehelfe verwenden und haben dabei ausgezeichnete Erfolge gesehen. Doch müssen wir gerade bei den kleinen Patienten darauf bedacht sein, nicht durch Fixierung des Krankheitsgefühles Hypochonder zu erziehen, sondern auf scheinbar spielende Art die Kinder zu beruhigen. Eine Belehrung, die vor allem für die ängstlichen M ü t t e r gilt (B l u m a u e r).

Eine Erfahrungstatsache ist aber feststehend: das Bronchialasthma ist k e i n e unheilbare Erkrankung, denn es kann bei richtiger Behandlung in den allermeisten Fällen geheilt oder wenigstens gebessert werden.

Durch Geschlechtshormone beeinflußt, kann es mit der Pubertät kommen oder gehen, genau so in den Wechseljahren der Frau.

Klima, Umwelt und seelische Veränderungen können das Zustandsbild bessern.

Fälle, die jahrzehntelang Asthma hatten, wurden hier in Gleichenberg beschwerdefrei. Natürlich genügt oft nicht e i n e Kur, zum Dauererfolg ist eine Wiederholung notwendig.

4. Herz- und Kreislaufkrankheiten.

Herz- und Kreislaufkrankheiten können sowohl für sich allein, wenn sie also im Vordergrund des Krankheitsgeschehens stehen, als auch als Begleitkrankheit anderer Leiden, besonders der chronisch-entzündlichen Erkrankungen der Luftwege wie des Bronchialasthmas oder des Lungenemphysems, mit Vorteil einer Kurbehandlung in einem Badeort zugeführt werden. Dazu müssen allerdings gewisse Voraussetzungen erfüllt sein. Vor allem darf das Herzleiden nicht bereits zu stärkeren Ausgleichsstörungen oder Dekompensationserscheinungen geführt haben. Die Kur ist nämlich im wesentlichen eine günstige und schonende Übungsbehandlung, die noch eine gewisse vorhandene und trainierbare Leistungsfähigkeit des Herzmuskels voraussetzt. Ein Herzkranker also mit stärkeren Oedemen, Wasseransammlungen an den Beinen, mit Leberschwellung und mit Atemnot bereits bei körperlicher Ruhe gehört nicht ins Bad, sondern ins Bett. Er muß durch Ruhe, Diät und Digitalisbehandlung erst im großen und ganzen in einen stabilen Gleichgewichtszustand gebracht werden, ehe an eine Badekur zur weiteren Kräftigung gedacht werden kann. Das gleiche gilt für einen Kranken, der an Herzasthma leidet. Es gibt Zustände von anfallsweise auftretender Atemnot, besonders nachts, durch die der Patient aus dem Schlaf gerissen und unter Umständen gezwungen wird, aus dem Bett zu steigen und ans offene Fenster zu gehen, eine Atemnot, die nichts mit dem Bronchialasthma und seinem Krampf der feinen Luftröhrenäste zu tun hat, sondern auf einer bestimmten Form von Herzschwäche beruht. Es ist Sache des behandelnden Hausarztes zu entscheiden, ob im gegebenen Falle vielleicht ein solches Herzasthma vorliegt. Denn ein solcher Kranker gehört ebenfalls nicht ins Bad. Erst längere Zeit nach dem Aufhören der nächtlichen Anfälle durch die häusliche Behandlung kann auch hier ein Kuraufenthalt in einem Herzbad in Frage kommen. Für frischere Herz- und Gefäßveränderungen (etwa Entzündungen,

Infarkte) oder für höhere Grade von Arteriosklerose mit Gefahr einer Apoplexie, bzw. für Zustände nach einem Schlaganfall gilt das gleiche. So muß eine Reihe von G e g e n - a n z e i g e n für einen Kurgebrauch bei Herz- und Kreislaufkrankheiten berücksichtigt werden. Jedenfalls fällt damit dem Hausarzt, der den Kranken vor seinem Entschluß zum Antritt einer Badekur zu beraten hat, eine entscheidende Rolle zu.

Die Hauptstütze der Kurbehandlung von Herz- und Gefäßkrankheiten stellt seit Anfang der Achtzigerjahre des vorigen Jahrhunderts das Kohlensäure-Bad dar. Kurmäßig und unter Beachtung aller notwendigen Bedingungen gebraucht (darüber ist im Kapitel „Badekur" ausführlich berichtet), ist es imstande, auf schonende Weise langsam, aber von Grund auf zu einer zunehmenden Stärkung und Arbeitsverbesserung des Herzens und zu einer Besserung der Blutverteilung und damit Blutversorgung der lebenswichtigen Organe im ganzen Körper zu führen. Es kann so in beginnenden und leichteren Krankheitsfällen zu einer langdauernden praktischen Heilung, d. h. Wiederherstellung einer durchschnittlichen Leistungsfähigkeit führen oder mindestens zu einer erheblichen Einsparung der sonst einzig wirksamen Digitalisbehandlung beitragen. In schwereren Fällen wird sich dagegen gerade eine Kombination beider Behandlungsprinzipien mit gleichzeitiger Unterstützung oder abwechselnder Anwendung als optimaler Weg und als die Methode der Wahl erweisen.

Die durch die Badekur erreichte Übungsbehandlung des leistungsgeschwächten Herzens läßt sich mit Vorteil durch die anregende Wirkung körperlicher Bewegung und bei Bedarf durch eine systematisch gesteigerte Belastung in Form der O e r t e l schen Terrainkuren ergänzen, bei denen der Kranke genau dosierte und planmäßig ausgedehnte Spaziergänge zuerst auf ebenem, dann auf allmählich ansteigendem Gelände durchzuführen hat.

Der unbedingt notwendige Gegenpol zu solcher Trainingsbehandlung aber ist die auch gerade während der Kur streng zu beachtende S c h o n u n g mit ausreichenden Ruhezeiten, so bei der ein- bis zweistündigen Liegekur nach den Kohlensäurebädern sowie nach den Mahlzeiten, mit einer geregelten Tageseinteilung und reichlichem Nachtschlaf, mit dem Fernhalten aller erregenden und anstrengenden Unterhaltungen und Vergnügen (einschließlich der schädlichen Genußgifte) wie auch aller häuslichen und beruflichen Sorgen.

Daß der Milieuwechsel, der Einfluß einer schönen Landschaft und einer gepflegten und anregenden Umgebung einen beträchtlichen Anteil an der notwendigen seelischen Entspannung und einer weitgehenden inneren Umstellung hat und damit zu neuem Lebensmut führt, ist nicht zu übersehen. Angesichts der starken Abhängigkeit aller Gefäßreaktionen von seelischen Spannungen und Abläufen aber — es sei nur an das Alltagserlebnis erinnert, daß man vor Schreck blaß werden kann, also eine bestimmte Erregung Gefäßkrampf und Durchblutungsstörungen bedingt — und in Würdigung der damit gegebenen Bedeutung jeder seelischen Belastung für das Auftreten von Krisen im Zustand gerade herz- und kreislaufkranker Menschen oder für die Fixierung von Störungen über das organisch bedingte Maß hinaus ist es begreiflich, daß die auf Erweckung von Lebensfreude ausgerichtete allgemeine Milieuwirkung des Kurortes oft nicht ausreicht, die erforderliche psychische Ruhigstellung und Ausgeglichenheit zu erzielen. In solchen Fällen muß zweifellos eine bewußt eingesetzte psychotherapeutische Hilfeleistung von Seiten des Arztes in leichterer oder nötigenfalls tiefergreifender Form die körperliche Behandlung entscheidend ergänzen, wenn das Kurziel erreicht werden soll.

Zur Betrachtung der Allgemeinwirkung des Kuraufenthaltes sei noch ein Gesichtspunkt nachgetragen, der eine nicht unwesentliche Rolle spielt, nämlich die Auswirkung der örtlichen klimatischen Faktoren. Für Gleichenberg und seine Rolle als Herzheilbad mag dabei zu beachten sein, daß das feuchtwarme Klima der Hochsommermonate Juli und August, das eine wesentliche Bedeutung für die Heilung der katarrhalischen Erkrankungen der Atmungswege hat, von manchen Herzkranken als drückend und unangenehm empfunden werden kann, so daß für solche reine Herzleiden eine Kur in den Monaten M a i und J u n i bzw. S e p t e m b e r und O k t o b e r als förderlicher angesehen und empfohlen werden muß.

Auch die Einhaltung der für Herzkranke gültigen Diätvorschriften, die salzarme Kost und die Flüssigkeitsbeschränkung, gehört im Kurort selbstverständlich mit in den Behandlungsplan. Kurgast und Pensionsbetrieb haben sich darauf einzustellen. Dabei kann die notwendige und wichtige Stuhlregelung in gewissen Fällen durch die Einschaltung einer milden, verdauungsfördernden Trinkkur erleichtert werden, soferne darauf geachtet wird, daß durch anderweitige Einsparung an zugeführter Flüssigkeit und Kochsalz die zulässige Tageshöchstmenge nicht überschritten wird.

Neben den beiden Grundpfeilern jeder Herzbehandlung, Schonung und Kräftigung in gegenseitiger Abstimmung, lassen sich gerade im Rahmen einer Kur mit Vorteil eine Reihe zusätzlicher Hilfsmittel zur Behandlung mit heranziehen. Recht häufig kommt es auch bei ursprünglich reiner Herzschwäche zum Auftreten von katarrhalischen Erscheinungen an den Schleimhäuten der Luftwege, die durch die Stauung im Lungenkreislauf in Gang gesetzt werden. Die Behandlung einer solchen Stauungsbronchitis muß natürlich in erster Linie eine Kreislaufbehandlung sein. Immerhin kann besonders bei schon chronischen Veränderungen an den Schleimhäuten der Atmungswege eine Unterstützung der Therapie durch Kurmittel, wie sie in Gleichenberg zur Verfügung stehen, in erster Linie die Inhalationsbehandlung, eine wesentliche Beschleunigung und Verbesserung des Heilerfolges herbeiführen.

Viele sogenannte Herzbeschwerden beruhen im Grunde auf Störungen der Kreislauffunktion, ohne daß das Herz dabei im Vordergrund stünde. Solche Leiden zeigen sich häufig bei Menschen mit kalten Füßen und Händen, schlechter

Hautdurchblutung, niedrigem Blutdruck. Aber auch beim Hochdruckkranken sind die Herzsymptome erst Folgeerscheinungen der Erkrankung des Blutgefäßsystems. Für die Beeinflussung des Zirkulationsapparates kommt wiederum das Kohlensäurebad in erster Linie in Betracht. Daneben steht hier aber eine Reihe weiterer wirksamer Behandlungsmöglichkeiten aus dem Gebiet der physikalischen Therapie zur Verfügung. Vom beruhigenden Sprudel- und Fichtennadelbad und dem anregenden kühlen Halbbad mit Abreibung und Übergießung angefangen über mannigfache gefäßtrainierende Wechselbäder bis etwa zur ableitenden, zerteilenden, Säftestrom und Durchblutung fördernden Massage lassen sich alle gewünschten Abstufungen in Stärke und Angriffspunkt des Reizes erzielen und planmäßig zur Anwendung bringen.

Daß zur Unterstützung einer Herzbehandlung auch Atemübungen gehören, sei zum Schluß nur erwähnt. Die Ausweitung ungenügender Atembewegungen zur Unterstützung der Blutzirkulation, die Korrektur einer falschen Atemtechnik, besonders die Pflege der Zwerchfellatmung zur Beseitigung von Druckwirkungen meteoristisch aufgetriebener Bauchorgane auf das Herz, die Durchführung systematischer Ausatmungsübungen im Hinblick auf ihren blutdrucksenkenden Einfluß (T i r a l a) und ihre allgemein entspannende und nervös beruhigende Wirkung sind Aufgaben, die größte Beachtung verdienen und steigende Aufmerksamkeit auch im Rahmen der Kurbehandlung finden.

Damit ist skizzenhaft der weite Kreis natürlicher Behandlungs- und Heilmöglichkeiten aufgezeigt, der neben einer einfachen häuslichen oder einer Krankenhausbehandlung zur Bekämpfung von Herz- und Kreislaufstörungen eingesetzt werden kann, der das Wesen einer Kurbehandlung ausmacht und im Kurort zur Verfügung steht und der durch seine vielseitigen Angriffspunkte und seine umfassende Wirkung das Ergebnis der Heilbemühungen maßgeblich zu verbessern imstande ist. Wenn die Kur so in verständnisvollem Zusammenwirken von Haus- und Kurarzt im geeigneten Fall und zum richtigen Zeitpunkt im Heilplan des Herzkranken ihren Platz findet, wird sie ihre ganze Bedeutung erweisen und dem Wohle der Leidenden in einzigartiger und unersetzlicher Weise dienen.

5. Die Nebenindikationen.

Durch die eigenartige Zusammensetzung der Gleichenberger Mineralwässer und ihren reichen Kohlensäuregehalt ist ihr besonderer Heilwert bei entzündlichen Erkrankungen der Atemwege und bei Herz- und Kreislaufleiden bedingt. Sie machen Bad Gleichenberg damit zu dem hervorragenden Kurort für Katarrhe der oberen Luftwege und für Bronchitis, Bronchialasthma und Lungenemphysem sowie für Erkrankungen des Herzens und des Blutgefäßsystems, dem es seinen weit über die Grenzen Österreichs reichenden Ruf verdankt.

Das Wesen der Heilquellenwirkung und die Art einer Kurbehandlung bedingen es aber, daß auch andersartige Leiden als die durch die Hauptindikationen gekennzeichneten einer günstigen Beeinflussung im Rahmen der Kur zugänglich sind. So erklärt sich die Tatsache, daß man auf den Prospekten der Kurorte immer wieder an die Hauptanzeigen anschließend oft recht verschiedenartige und anscheinend zusammenhanglose Nebenindikationen für die Kur verzeichnet findet. Ihre Berechtigung wird aus der in früheren Kapiteln dargestellten Analyse der Heilquellenwirkung verständlich. Es zeigt sich bei jeder Erfolgsprüfung nämlich, daß neben den ins Auge springenden Einzelwirkungen, bei den Gleichenberger Wässern also etwa die Schleimlösung und Auswurfförderung aus den entzündlich veränderten Atemwegen, ein Großteil, vielleicht sogar der Hauptteil des günstigen Einflusses einer Kurbehandlung über eine Allgemeinwirkung auf den Organismus geht. Die Anregung der Blutzirkulation und Verbesserung der Blutversorgung lebenswichtiger Organe im Kohlensäurebad, eine Stoffwechselverbesserung als

Folge vor allem der Trinkkur durch erhöhte Ausscheidung von harnpflichtigen Substanzen, eine Verbesserung der Zusammensetzung des Blutes und eine Verstärkung seiner bakteriziden, keimtötenden Kräfte (vgl. L a m p e r t), eine Anregung der Drüsentätigkeit mit ihrer Rückwirkung auf das vegetative Nervensystem, also eine Änderung der Reaktionslage des Organismus, kurz die Steigerung der Abwehr- und Leistungskräfte des Körpers im allgemeinen als Gesamtkurwirkung, muß ja einen heilsamen Einfluß auf a l l e vorhandenen Störungen haben; es kann damit tatsächlich bei den verschiedensten chronischen Erkrankungen der Heilungsprozeß in Gang gebracht werden.

Wenn wir, der Tendenz in der heutigen Balneologie folgend, trotzdem bei der Wirkungsprüfung der Gleichenberger Quellen einen strengen Maßstab anlegen, um von den vielen möglichen Nebenanzeigen nur die bedeutsameren herauszusuchen und alle minder wichtigen auszuscheiden, so kommen wir zu den folgenden Ergebnissen:

Einmal hat die Gleichenberger Kur einen sicheren günstigen Effekt bei V e r d a u u n g s k r a n k h e i t e n, ganz besonders solchen, die mit einer Übersäuerung des Magens einhergehen. Durch den Gehalt an Natriumhydrokarbonat wird überschüssige Magensäure gebunden, im Zusammenhang mit den übrigen Quellsalzen jedoch in vorsichtiger und schonender Weise; der mäßige Kochsalzgehalt normalisiert die Magensekretion sowohl von über- als auch von unternormalen Ausgangswerten aus[1]; die gelöste und nur sehr langsam freiwerdende Kohlensäure regt die Tätigkeit der Verdauungsdrüsen sowohl im Magen als auch im Darm an[1] und führt durch eine Durchblutungsverbesserung, eine Hyperämie der Schleimhaut, zu einer Resorptionsbeschleunigung wie auch zu einer Heilung katarrhalischer Veränderungen im gesamten Verdauungstrakt. Gleichzeitig verbessert und beschleunigt sie die Tonuslage und Motilität des Magens[1], also seine mus-

---

[1] Vgl. dazu Z ö r k e n d ö r f e r.

kuläre Verdauungsarbeit und seine Entleerung und hat damit auch bei „Magenschwäche" und „Magensenkung" einen günstigen Einfluß. Es ist anzunehmen, daß es unter der Wirkung des alkalischen Wassers weiters zu einer Anregung der Gallenabsonderung und Leberfunktion[1] kommt. Die Normalisierung im Zustand des oberen Verdauungskanals, vor allem also des Magens, wirkt reflektorisch auf die unteren Abschnitte des Darmes und kann so zur Beseitigung einer Stuhlverstopfung führen. Das gilt sowohl für die atonische wie für die spastische Form der Obstipation und ist bei der mit einer Übersäuerung des Magens wie mit einer Magenatonie vergesellschafteten Verstopfung zu beobachten. Daß auch durch direkte Darmwirkung auf dem Wege über die Ausheilung von Darmkatarrhen eine Stuhlregulierung eintreten muß, ist verständlich. Es braucht wohl nicht eigens betont zu werden, daß die Heilwirkung einer Trinkkur mit natürlichem Mineralwasser als Gesamtwirkung aller Bestandteile in ihrer eigenartigen Verteilungsform und Wechselwirkung aufgefaßt werden muß und niemals als Summe von oft gegensätzlichen Einzelwirkungen, wie sie oben angedeutet wurden, verstanden werden kann. Bei der Betrachtung der Mineralwasserwirkung auf Verdauungsstörungen muß natürlich neben der unmittelbaren Lokalbeeinflussung auch die Allgemeinwirkung auf die Heilkräfte des Organismus mit in Rechnung gestellt werden. So lassen sich durch die Trinkkur, selbstverständlich im Verein mit diätetischen und weiteren balneologischen Maßnahmen, auch das weite Gebiet der Verdauungskrankheiten, vor allem die chronischen Magenkatarrhe — besonders gut das Begleitsymptom des Sodbrennens —, die Leber- und Gallenstörungen, die Dyspepsien (abnorme Verdauungsvorgänge) und die Darmkatarrhe (einschließlich verschiedener Formen von Obstipation) zweifellos kurmäßig günstig beeinflussen.

---

[1] Vgl. Zörkendörfer.

Damit im Zusammenhang steht die Erfahrung, daß bestimmte Stoffwechselkrankheiten, vor allem geeignete Fälle von Z u c k e r k r a n k h e i t (Diabetes mellitus), durch die Kur in Bad Gleichenberg einer auffallenden Besserung zuzuführen sind. Dabei spielt neben der günstigen Stoffwechselwirkung durch die bereits beschriebene Verdauungsregulierung, in Sonderheit der Förderung des Kohlehydrathaushaltes durch Anregung der Lebertätigkeit[1], offenbar die Bekämpfung der Übersäuerung des Körpers, genauer die Vermehrung der Alkalireserve im Blut[1], durch das alkalische Quellwasser eine Rolle und weiters die Möglichkeit, durch intensive Kohlensäurebäder zu einer erheblichen Senkung des Blutzuckerspiegels zu gelangen[2]. Neben der Trinkkur, bei der große Mengen ($^3/_4$ bis $^5/_4$ l) warmer Quelle verordnet werden, und dem Bad können je nach Art der konstitutionsgebundenen Begleitsymptome und Komplikationen beim einzelnen Zuckerkranken alle weiteren Kurmittel (z. B. Schwitzprozeduren, Massagen, systematische körperliche Bewegung) mit Vorteil eingesetzt werden. Daß gerade hier auch die psychische Seite des Kuraufenthaltes, das Fernsein von häuslichen Sorgen und die seelische Aufmunterung und Steigerung der Lebensfreude von eminenter Bedeutung ist, dürfte bekannt sein. Grundsätzlich kann eine Kurbehandlung wohl nur bei l e i c h t e r e n und m i t t e l s c h w e r e n Formen des Diabetes empfohlen werden. Dabei ist es von Vorteil, wenn lästige Untersuchungen und zeitraubende Vorbehandlungen, also die Diät- und Insulineinstellung des Kranken, dem Schonungscharakter der Kur entsprechend, schon v o r deren Antritt zu Hause vorgenommen werden. Die Erfahrung zeigt, daß unter diesen Umständen aber eine vier- bis sechswöchige Kur so anhaltend günstige Ergebnisse auf Kohlehydrattoleranz, Blutzuckerspiegel und Harnzuckerausscheidung zu bringen vermag, daß der Allgemeinzustand

---

[1] Vgl. V o g t, Z ö r k e n d ö r f e r. — [2] Vgl. L a m p e r t.

des Patienten auf Monate hinaus wesentlich gebessert erscheint.

Als weitere Krankheitsgruppe, die sich hauptsächlich durch eine Trinkkur mit den alkalischen Säuerlingen Gleichenbergs einer Besserung zuführen läßt, gehört eine Reihe von Störungen im uropoetischen System, also in den Harnorganen, hierher. Wir wissen, daß Nierenbecken- und Blasenentzündungen zur Heilung einer kräftigen Durchspülung mit reichlichen Flüssigkeitsmengen bedürfen und daß anderseits chronische Zustände solcher Art oft mit der Neigung zur Bildung von Nierensteinen oder Nierengries Hand in Hand gehen. Es ist verständlich, daß das natürliche Mineralwasser besonders geeignet zur Durchführung einer entsprechenden Spülkur sein kann, vor allem wenn es durch seine alkalische Reaktion der Entstehung von harnsaueren Konkrementen entgegenwirkt. Seine allgemein entzündungshemmende Kraft stellt dabei einen zusätzlichen Heilfaktor dar. Eine gleichzeitige Bäderanwendung wird durch die Nierenwirkung des Kohlensäurebades den günstigen Effekt der Trinkkur verstärken, weitere umstimmende und entzündungswidrige Maßnahmen lassen sich anschließen. So mag auch der chronische Nierenbecken- und Blasenkatarrh mit Neigung zu Steinbildung in den Harnwegen eine der vertretbaren Nebenindikationen der Gleichenberger Kur abgeben[1].

*

Die Analyse der Quellenwirkung läßt demnach bei aller Kritik auch in Bad Gleichenberg eine Reihe von Nebenindikationen für den Kurgebrauch zu, die sich dem Hauptanwendungsgebiet in absteigender Bedeutung anschließen. Erkrankungen der Atmungsorgane und Herzleiden werden aber immer führend bleiben. Doch kommen nebenbei auch Verdauungskrankheiten, unter den Stoffwechselstörungen

---

[1] Siehe auch Anhang.

die Zuckerkrankheit und ferner Katarrhe der abführenden Harnwege mit Neigung zu Konkrementbildung[1] für eine Gleichenberger Kur in Frage. Solche Indikationen werden um so mehr Bedeutung haben, je weniger anderweitig günstige Kurmöglichkeiten für diese Krankheitsgruppen zur Verfügung stehen oder zugänglich sind. Ermöglicht wird aber die Beeinflussung einer zunächst verwirrend mannigfaltigen Gruppe von Organsystemen durch ein einziges Heilmittel dadurch, daß die natürliche Mineralquelle ein harmonisches Ganzes verschiedenartigster Wirkungsfaktoren darstellt, also selbst einem „Organismus" vergleichbar ist, und daher im menschlichen Organismus ganzheitliche Reaktionen besonders umfassender Art auszulösen vermag, deren Effekt in unterschiedlichster Art und an den verschiedensten Stellen sichtbar werden kann.

C. Die Nachkur.

Die Heilwirkung der Gleichenberger Quellen gerade während der W i n t e r m o n a t e dem Erkrankten zukommen zu lassen, in der Zeit, in welcher der Körper für Erkältungskrankheiten besonders anfällig ist, stellt einen hauptsächlichen Wunsch der Kurgäste dar. Es haben sich deshalb seit langem Hauskuren eingebürgert.

Zunächst ist aber folgendes zu beachten: Nach Beendigung der Kur in Bad Gleichenberg ist es zweckmäßig, eine Ruhepause in der Anwendung von Kurmitteln einzuschalten, weil der hier gegebene Reiz einmal zur Auswirkung kommen muß. Ein anschließender Aufenthalt ohne Kurgebrauch im Kurorte selbst, dessen Umgebung, im Gebirge oder an einem See ist zum Ausklingen wünschenswert, wird sich aber aus wirtschaftlichen Gründen selten durchführen lassen. Jedenfalls ist es nicht günstig, sich gleich in ein hastiges Arbeitstempo zu stürzen.

---

[1] Siehe auch Anhang.

Nach ein bis zwei Monaten kann neuerdings eine Trinkkur einsetzen. Zweckmäßig wird auch diese kurgemäß wochenlang (drei bis vier Wochen) gebraucht, und zwar in der Form, daß man ein- bis zweimal im Tage ein Achtel- bis ein Viertelliter warmer Konstantin- oder Emma-Quelle allein oder zur besseren Bekömmlichkeit, mit heißer Milch gemischt, zu sich nimmt.

Sehr vorteilhaft ist auch die zeitweise Anwendung der Konstantin- oder Emma-Quelle mit Milch bei akuten Katarrhen der Atmungswege oder zur Vorbeugung in Grippezeiten.

Aus dem Quellsalz werden unter Zusatz von Zucker und einer bindenden Masse auch Tabletten erzeugt, die sogenannten Gleichenberger Pastillen. Sie haben sich besonders bei trockenem Rachenkatarrh zur Anfeuchtung und gegen die Reizzustände bei Rauchern bestens bewährt.

Wie oft erwähnt, können diese Hauskuren eine Behandlung am Ursprung der Quelle und der vielfältigen, bodenständigen Kureinrichtungen n i c h t ersetzen, sie stellen aber eine jederzeit mögliche Ersatzbehandlung zu Hause dar, die harmlos und dabei einigermaßen wirkungsvoll ist.

Schlußbetrachtung und Zusammenfassung.

Verwerfungen und Verschiebungen ungeheurer Gesteinsmassen haben im Gleichenberger Becken vor Hunderttausenden von Jahren in der Erdkruste Spalten hinterlassen, aus denen heute die heilenden Quellwässer entspringen. Aus dem Urgrund hervortretend, bieten sie zahlreiche Elemente in feinster Verteilung mit gegensätzlich elektrisch geladenen Atomen dar. Sie sind die Grundbedingung für die Wirkung der Kur. Eine Nachahmung ihrer natürlich innewohnenden Kräfte hat sich als unmöglich erwiesen, denn weder künstliche Quellsalze noch Kohlensäure-Badezusätze können annähernd die Wirkung der natürlichen Quellen nachahmen. Auf den n a t ü r l i c h e n Heilfaktoren beruht daher die ganz einmalige Wirkung der Gleichenberger Kur. Der Boden mit seinen Exhalationen, Landschaft und Himmel tun das ihrige zu einer organischen Einheit. Die Art der Quellen und die darauf aufgebauten Heilkuren in Form von Inhalationen und Bädern, die nach jahrhundertealter Erfahrung eingestellt sind, bilden neben der Atmungsbehandlung und den zusätzlichen umstimmenden Kurbehelfen das Hauptanzeigengebiet für die in Gleichenberg zu behandelnden Krankheiten: Katarrhe, Asthma, Emphysem und Herzleiden. Doch jede Wirkung auf Organe und Organsysteme beeinflußt auch die ganze Körperlichkeit und wird damit zu einem Quell der Heilung. Anderseits bewirken alle Faktoren, die den Allgemeinzustand beeinflussen, wie Klima, Diät, physikalische Prozeduren und Milieu, eine Besserung des jeweils erkrankten Organsystems.

Es gilt ja, im Kurort chronisch Erkrankte zu behandeln, deren Organe auf Schädigungen nicht mehr mit kräftigen Abwehrmaßnahmen antworten. Schonung ist die erste Folgerung und die Voraussetzung für ihre Heilung. Durch Anwendung und gesteigerte Zufuhr der Heilmittel, durch die Konzentrationsänderung der Salze im Blut in Form des wiederholten Mineralangebotes — die Transmineralisation —, durch die Kreislaufbesserung und die atmosphärischen Einflüsse wird der Weg zu neuer Reizbildung und Abwehrfunktion angebahnt.

Gerade die besonderen klimatischen Verhältnisse von Bad Gleichenberg, seine Windstille, seine geringen Temperaturschwankungen und sein relativer Feuchtigkeitsgehalt bedeuten eine Schonung für das Atem-Kreislaufsystem, der Aufenthalt in seiner fast subtropischen, üppigen Vegetation bedeutet eine Quelle der Erholung. Der Kranke, der während des Jahres sich an Medikamente gewöhnt hat, muß neuen Behandlungsmethoden zugeführt werden, soll seine fehlerhafte Reaktion ausgeglichen werden. Nicht die Kurmittel allein, auch der gestörte Lebensrhythmus, wie er im täglichen Leben der Stadt, durch das Verwischen von Tag und

Nacht, das hastige Arbeitstempo, die unregelmäßigen Mahlzeiten und die dauernden Sorgen auftritt, muß wieder zur Norm gebracht werden. Denn alles naturhafte Geschehen ist einem g e o r d n e t e n Wechsel unterworfen, wie er sich uns in Tag und Nacht, Sommer und Winter, in Blüte und Verfall, in Arbeit und Erholung darbietet.

Der Hast des Jahres, der Abnützung und dem Verbrauch muß die Erholung folgen, die große Pause, die man mit Recht die „schöpferische Pause" nennt. So ist es notwendig, daß neben einer geregelten Kuranwendung eine sinnvolle Planung des Tages eintritt, damit der Körper seine natürlichen Funktionen wieder ausüben kann.

Um diesen Gesundungsprozeß anzubahnen, ist die richtige Wahl des Kurortes und Vorbereitung für die Kur erstes Gebot. Das Hauptanzeigengebiet der Erkrankungen beruht auf den gegebenen natürlichen Heilschätzen, wobei der besondere Vorteil für Gleichenberg darin besteht, daß die so oft miteinander verflochtenen Krankheiten der Atmungsorgane und des Kreislaufes durch die Art der Quellen und das natürliche Kohlensäurebad gemeinsam behandelt werden können.

Eine Besprechung mit dem Hausarzt soll dem Kuraufenthalt vorangehen, damit Schäden, die einem zweckmäßigen Kurgebrauch hinderlich sind, vorher nach Möglichkeit ausgemerzt werden. Die entsprechenden Befunde, wie Röntgenbilder, Elektrokardiogramm, Blutbilder und bisherige Verordnungen sollen, wenn vorhanden, m i t g e b r a c h t w e r d e n. Der Kurarzt hinwieder muß über die körperliche und seelische Verfassung des Kranken im klaren sein, um ihn richtig zu führen. Ein Abschlußbericht an den Hausarzt wird ein gemeinsames Arbeiten weiterhin zum Heile des Kranken ergänzen.

Für k a t a r r h a l i s c h e E r k r a n k u n g e n, sofern sie größere Anfälligkeit bei Erkältungen zeigen, werden die S o m m e r monate gewählt, für die H e r z k r a n k e n die kühleren F r ü h l i n g s - und H e r b s t tage. Die Dauer der Kur sei nicht zu gering bemessen. Ein Sparen an Zeit wäre hier verfehlt. Vier bis sechs Wochen sind als Schonung und Umstimmung für den Körper nicht zuviel, wobei als unterste Grenze die üblichen drei Wochen nicht unterschritten werden dürfen. Es war in früheren Zeiten weit mehr üblich, die Kuren als v o r b e u g e n d e Maßnahme gegen Erkrankungen zu gebrauchen, besonders für solche Menschen, die familiär oder im persönlichen Leben schon eine krankhafte Bereitschaft gezeigt haben. Eine jahrtausendalte Erfahrung liegt dem Gebrauche der Heilbäder zugrunde. Was früher nur wenigen möglich war, soll jetzt weiten Kreisen zugute kommen; deshalb haben auch die Sozialversicherungsinstitute den Sinn und Zweck der Kurortebehandlung durch zahlreiche Einweisungen gewürdigt. Es gilt ja, durch die Kur die Arbeitskraft zu erhöhen, das Wohlbefinden und damit die Freude am Leben zu steigern.

Anhang.

Wie an anderer Stelle ausgeführt[1], sprechen gute Gründe dafür, neuerdings auch gewisse Formen von Frauenleiden in die Reihe der Heilanzeigen für Bad Gleichenberg aufzunehmen. Damit werden für diese wichtige und große Gruppe von Erkrankungen, deren Behandlung für Patient und Arzt mancherlei Schwierigkeiten mit sich bringt, zusätzliche und erfolgversprechende Kurmöglichkeiten erschlossen.

Nach allgemeiner Ansicht gilt ja das M o o r b a d als spezifisches Frauenbad. Tatsächlich können Mooranwendungen bei s c h w e r e n und l a n g d a u e r d e n U n t e r l e i b s e n t z ü n d u n g e n der Frau kaum entbehrt werden. Da solche in Gleichenberg n i c h t durchführbar sind, scheidet diese Art von Frauenleiden für eine Gleichenberger Kur von vornherein aus.

---

[1] Bartussek, A.: Über die Bedeutung von Bad Gleichenberg als Heilbad für bestimmte Gruppen von Frauenkrankheiten. Österreichische Heilbäder- und Kurortezeitung 1950.

Die Analyse der Heilquellenwirkung hat aber deutlich die umstimmende, Leistungs- und Abwehrkräfte steigernde Allgemeinwirkung einer Badebehandlung mit Kohlensäure-Mineralbädern im Verein mit einer Trinkkur mit den (Eisen, Jod und andere Spurenstoffe enthaltenden) alkalischen Säuerlingen Gleichenbergs aufgezeigt. Eine solche Wirkung wird sich naturgemäß in der Behandlung vielerlei chronischer, durch Organunterfunktion, Entzündung oder Systemerkrankung bedingter Leiden nutzbar machen lassen. Aus ihrer Erkenntnis sind zwanglos die Gesichtspunkte für die Auswahl von F r a u e n k r a n k h e i t e n abzuleiten, die mit Vorteil einer Kur in Bad Gleichenberg unterzogen werden können.

So reagieren Entwicklungsstörungen junger Mädchen und Frauen mit Oligomenorrhoe verschiedenen Grades bis zur Amenorrhoe (zu schwache bis fehlende Regelblutung) bei Hypoplasie (Unterentwicklung) des Genitales und Beeinträchtigung des Allgemeinzustandes gut auf eine im ganzen und lokal hyperämisierende (durchblutungsfördernde) Therapie mit Kohlensäure-Mineralbädern und eine Trinkkur mit eisenhaltigen Wässern (Johannis-Brunnen) sowie auf allgemein anregende Maßnahmen hydro- und klimatherapeutischer Art (Luft- und Liegekuren, dosierte Bewegung usw.). Wenn aber in solchen Fällen auf eine Hormonbehandlung nicht verzichtet werden kann oder soll, ist die Tatsache, daß sowohl die Bäder als auch eine Sonnenbestrahlung, also Klimakur, den Organismus für die Hormonbehandlung sensibilisieren[1], ein therapeutisch wichtiges Moment. Ähnliches gilt für die Menstruationsanomalien ohne Hypoplasie bei Blutarmut, Verdauungsstörungen, Mangelzuständen und Überlastungen aller Art. Auch hier kann eine milde Kohlensäurebadekur mit dosierter, angepaßter Reizförderung als Mittelstück mehrseitiger Kuranwendungen besser zur notwendigen Anregung des Gesamtzustandes und der Drüsentätigkeit, also zur Heilung, führen als einseitige Organtherapie[1]. Gewisse For-

---

[1] Vgl. V o g t (Kap. Frauenkrankheiten).

men von Sterilität und habituellem Abort (Unfruchtbarkeit
und regelmäßige Fehlgeburten) durch hormonale Dysfunk-
tion lassen unter Berücksichtigung einer entsprechenden
Trinkkur (Eisen, Jod — Johannis-Brunnen, Konstantin-
Quelle) gute Kurerfolge erwarten[1].

Von entzündlichen Unterleibserkrankungen werden für
eine Kohlensäure- und Mineralbadekur in erster Linie jene
auszusuchen sein, die auf Grund der Konstitution der Patientin oder der Art und Dauer der Krankheit eine mildere
Behandlungsweise verlangen. Auch die weitgehend symptom-
armen tuberkulösen Entzündungen der Adnexe (Eileiter)
eignen sich ausgezeichnet für eine milde Badekur im Zusammenhang mit einer entsprechenden Klimatherapie. Eine große
Rolle spielen die Bäder in der Fluorbehandlung. Ganz besonders dankbar sind dabei die Fälle von konstitutionellem
Fluor asthenischer Frauen (weißer Fluß[1]).

Endlich bietet die Fülle von Allgemeinerkrankungen, die
vorwiegend beim weiblichen Geschlecht auftreten, ein weites
Wirkungsfeld für Kuren der hier skizzierten Art. Als Beispiel seien die anämischen und chlorotischen Zustände bei
jungen Mädchen mit übermäßigen, schwächenden Pubertäts-
blutungen und Herzbeschwerden genannt, bei denen gerade
eine kombinierte Trink- und Badekur in Gleichenberg beste
Erfolge verspricht[1]. Ein weiteres Beispiel ist die Cystopyelitis
(Nierenbeckenentzündung), die bei Frauen so leicht rezidi-
viert und sonst so schwer ausheilbar ist und die durch eine
Bade- und gründlich durchgeführte Trinkkur mit alkalischen
Säuerlingen (Konstantin-Quelle) völlig beseitigt werden kann[1].
Vor allem aber gehören die Störungen der Wechseljahre
hierher, die ja in der Hauptsache auf Unregelmäßigkeiten
der Blutzirkulation beruhen. Daß diese Erkrankungen vorzüglich auf eine Kur mit Kohlensäurebädern ansprechen
müssen, braucht nicht eigens begründet zu werden[1].

---

[1] Vgl. Guthmann.

Wenn somit von nun an auch Frauenkrankheiten im Verzeichnis der Nebenindikationen von Bad Gleichenberg aufscheinen, so soll den Kranken damit — vorausgesetzt, daß von vornherein eine geeignete Auswahl unter ihnen gesichert ist — eine wirksame Bereicherung der Kurmöglichkeiten im Lande geboten werden, die in Ergänzung zu verwandten Badekuren und im Wettbewerb mit ihnen zu einer immer besseren Versorgung der Heilungsuchenden führen mag.

Literaturverzeichnis.

B a r t u s s e k, A.: Das Elektrokardiogramm im Bad. Balneologe 5 (1938): 8. — B e n n d o r f, H. und V e l l i k, A.: Über die Radioaktivität der Konstantin-Quelle in Gleichenberg. Mitt. naturw. Ver. Steiermark (1907): 12. — B l u m a u e r, F.: Pneumatische Kammer. Wien. med. Wschr. 1939, 11; vgl. auch Gleichenberger Zeitung 1937, 1; — Das Asthma im Kindesalter. Gleichenberger Zeitung 1938; — Eine Möglichkeit der kombinierten Kurbehandlung von Erkrankungen der Atmungswege u. des Herzkreislaufsystems. Wien. med. Wschr. 1939, 11. — Die Behandlung in der Pneumatischen Kammer. Wien. med. Wschr. 1940, 20. — B l u m e n c r o n, W. und G u t t m a n n, O.: Zur Wirkungsweise der Biomotorbeatmung auf den Kreislauf. Wien. Z. inn. Med. u. Grenzgeb. 28 (1947): 534. — B r o s c h, A.: Das subaquale Darmbad, 1936. — B u c h, L. v.: Über einige Berge der Trappformation in der Gegend von Grätz. Abh. kgl. Akad. Berlin 1819.

C l a r, C.: Neue Beobachtungen aus der Gegend von Gleichenberg. Verh. K. k. Geol. R. A. Wien (1874): 91; — Mitteilungen aus Gleichenberg. Verh. K. k. Geol. R. A. Wien (1878): 122; — Der Curort Gleichenberg in Steiermark. Eine Skizze zur Orientierung für Curgäste. Braumüllers Badebibliothek Nr. 8, Wien 1886; — Der Verlauf der Gleichenberger Hauptquellspalte. Mitt. naturw. Ver. Steiermark (1895): 201. — C o n r a d, V.: Die hier mitgeteilten klimatischen Daten von V. C o n r a d sind nach den Aufzeichnungen der meteorologischen Beobachtungsstation in Bad Gleichenberg zusammengestellt und wurden auszugsweise veröffentlicht in: Bad Gleichenberg (Zeitschrift, herausgegeben vom Gleichenberger- und Johannis-Brunnen-A.-V.) 3 (1935), 3.

E i s e n m e n g e r, R.: Saug- und Druckluft über dem Bauch. Wien: Verlag Brüder Hollinek, 1939. — E n s b r u n e r, G. (sen. und jun.): Die Heilfaktoren und der Indikationsbereich von Heilbad Gleichenberg. Gleichenberger Kurzeitung 1935 (März und Juni), ferner 1936 (Mai). —

Fleischhacker, R. v.: Das Vorkommen mariner Fossilien bei Gleichenberg. Verh. K. k. Geol. R. A. Wien (1878): 53.

Guthmann, H.: Heilquellen- und Klimabehandlung bei Frauenkrankheiten in: Lampert, H. (s. d.).

Heritsch, Fr.: Über einige Einschlüsse und vulkanische Bomben von Kapfenstein in Mittelsteiermark. Zbl. Min., Geol. und Paläontol. (1908): 297. — Hoernes, R.: Das geologische Alter der Eruptivgesteine von Gleichenberg. Verh. K. k. Geol. R. A. Wien (1880): 49; — Bau und Bild der Ebene in: Bau und Bild Österreichs. Wien (1903): 1098. — Hofbauer, L.: Atemregelung als Heilmittel. Wien: Verlag Maudrich, 1948; vgl. auch: Asthma. Wien: Verlag Julius Springer 1928. — Höffinger, K.: Der Kurort Gleichenberg in Steiermark. Sechste Auflage. Braumüllers Badebibliothek, Wien: 1892. — Hruschauer: Österr. med. Wschr. (1846), 14.

Ivándi, A.: Über Curorte und Curmittel im allgemeinen und speziell über Gleichenberg. Balneologische Skizzen. Braumüllers Badebibliothek Nr. 98. Wien: 1880.

Johannis-Brunnen-A.-V.: Heilende Wasser. Eine Abhandlung über Mineralquellen und Heilwässer. Gleichenberg: Selbstverlag, 1937.

Kottowitz, G.: Der Curort Gleichenberg mit seinen Heilquellen im Herzogthume Steiermark. Wien: Schmidt und Leo, 1847. — Kowarschik, J.: Physikalische Therapie. Wien: Springer-Verlag 1948.

Lampert, H.: Heilquellen und Heilklima. Dresden und Leipzig: Verlag Steinkopff, 1934. — Leitmeier, K.: Eine Opalbreccie von Gleichenberg. Zbl. Min., Geol. und Paläontol. (1908): 716; vgl. ebenda auch (1909): 76.

Partsch, P.: Geognostische Skizze der Umgebung des Gleichenberger Sauerbrunns in: L. Langer: Die Heilquellen des Tals Gleichenberg in der Steiermark. Steiermärkische Zeitschrift, Graz (1836): 3. — Penck, A.: Über Palagonit und Basalttuffe. Z. dtsch. Geol. Ges. (1879): 545. — Potpeschnigg, J. N.: Dissertatio inauguralis medica de Aqua fontis Ioannis. Wien: 1830.

Sedgwick, A. und Murchison, R. J.: A sketch of the Eastern Alps usw. in: Leonhards und Bronns Jb. Min., Geol. und Paläontol. (1831): 92. — Sigmund, A.:

Die Basalte der Steiermark. Tschermaks Min.-Petrogr. Mitt. 15 (1896), 5/6: 361; — Die Eruptivgesteine bei Gleichenberg. Tschermaks Min.-Petrogr. Mitt. 21 (1902), 4: 261. — S t r ü m p e l l, A.: Lehrbuch der speziellen Pathologie und Therapie der inneren Krankheiten. Leipzig: Verlag Vogel, (1919): 257. — S u e s s, E.: Das Antlitz der Erde. Graz: Tempsky und Leipzig: Freytag, 1885 (Band I, Seite 177).

T i r a l a, L.: Heilung der Blutdruckkrankheit und einiger wichtiger Herzkrankheiten durch Atemübungen. 20. Aufl. Frankfurt a. M.: Verlag Breidenstein, 1942; vgl. auch: Heilatmung. Leipzig: Verlag Reclam, 1942.

V o g t, H.: Lehrbuch der Bäder- und Klimaheilkunde. Berlin: Verlag Julius Springer, 1940.

W e n c k e b a c h, K. F.: Herz- und Kreislauf-Insuffizienz. Dresden und Leipzig: Verlag Steinkopff, 1934. — W i n k l e r v. H e r m a d e n, A.: Das Eruptivgebiet von Gleichenberg in der Oststeiermark. Jb. K. k. Geol. R. A. Wien 63 (1913), 3; — Erläuterungen zum Blatt Gleichenberg. Wien: Geolog. Bundesanstalt, 1927; — Ergebnisse über junge Abtragung und Aufschüttung am Ostrande der Alpen. Jb. Geol. B. A. Wien 83 (1933): 233 (hierin auch ein Verzeichnis der zahlreichen einschlägigen Arbeiten des Autors).

Z ö r k e n d ö r f e r, W.: Schwachmineralisierte Quellen und Säuerlinge; Kochsalzquellen; alkalische Quellen; in: V o g t, H.: Lehrbuch (s. d.).

Namenverzeichnis.

Sachverzeichnis.